Dr Jules LANÇON

Ex-Interne suppléant des Hôpitaux de Lyon.

TRAITEMENT

de la

Broncho-pneumonie

Infantile

par les

Abcès de fixation

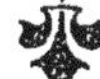

Imp. Jeannin. Trévoux.
1911

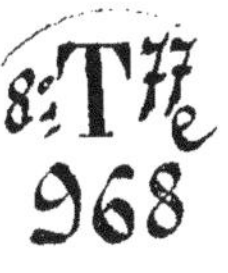

TRAITEMENT

DE LA BRONCHO-PNEUMONIE INFANTILE
PAR LES ABCÈS DE FIXATION

Dr Jules LANÇON

Ex-Interne suppléant des Hôpitaux de Lyon.

TRAITEMENT

de la

Broncho-pneumonie

Infantile

par les

Abcès de fixation

Imp. Jeannin. Trévoux.
1911

A LA MÉMOIRE VÉNÉRÉE DE MA MÈRE

ET DE MON PÈRE, LE DOCTEUR J. LANÇON

A MON FRÈRE

A MA SŒUR

Témoignage de tendre affection.

A TOUS MES PARENTS ET AMIS

A MES MAITRES DANS LES HOPITAUX

DE LYON :

M. le Professeur PONCET, professeur de Clinique chirurgicale ;

M. le Professeur NICOLAS, professeur de Clinique des maladies cutanées et syphilitiques à l'Antiquaille ;

M. le Professeur COLLET, professeur de Pathologie interne, Médecin des Hôpitaux ;

M. le Professeur agrégé TIXIER, Chirurgien des Hôpitaux ;

M. le Docteur VIGNARD, Chirurgien des Hôpitaux ;

M. le Docteur GALLAVARDIN, Médecin des Hôpitaux ;

M. le Docteur PLAUCHU, Accoucheur des Hôpitaux ;

DE SAINT-ÉTIENNE :

M. le Docteur VIANNAY, Chirurgien des Hôpitaux ;

M. le Docteur MOREAU, Ophtalmologiste des Hôpitaux.

Je remercie tout particulièrement MM. les Professeurs WEILL, CADE et MOURIQUAND, qui ont bien voulu faire partie du Jury de ma thèse.

Introduction

A la suite des nombreux travaux parus depuis la publication du professeur Fochier, nous ne pensons pas qu'à l'heure actuelle, on puisse nier l'efficacité des abcès de fixation au cours des maladies infectieuses chez l'adulte. Cette méthode thérapeutique donne des résultats vraiment surprenants, dans des cas désespérés, alors que toute autre médication n'a produit aucun effet. Ainsi, au seul point de vue des affections broncho-pulmonaires aiguës chez l'adulte, M. le professeur Pic, dans la thèse de Detscheff (Lyon, 1909), a présenté une statistique portant sur 78 cas désespérés, et donnant 57 pour 100 de succès. Ces chiffres dispensent de commentaires.

La méthode est-elle applicable chez l'enfant ? Est-elle capable de donner des résultats ? C'est ce qui fera le sujet de cette thèse.

Mlle Campana et M. Codet-Boisse (de Bordeaux),

affirment que les enfants supportent mal les injections térébenthinées. Les ayant essayées dans quelques cas de broncho-pneumonie infantile, ils ont établi qu'au-dessous de 5 ans, elles doivent être proscrites. Elles sont alors sans utilité et même deviennent souvent dangereuses, en raison des œdèmes très étendus ou du sphacèle de la peau qu'elles peuvent déterminer.

A l'encontre de cette théorie, nous publions ici plusieurs observations de bronchopneumonie chez des enfants au-dessous de 5 ans, traités et guéris par les abcès de fixation. Et dès maintenant, nous pouvons affirmer que *les abcès de fixation chez les enfants au-dessous de 5 ans n'ont aucun inconvénient et ont une action aussi rapide et aussi efficace que chez les adultes, sinon plus, pourvu qu'ils soient faits dans certaines conditions.*

Nous exposerons celles-ci dans la première partie de notre thèse, qui comprendra la technique des abcès de fixation, et un second chapitre sur leur mode d'action. Toutes nos observations, chacune avec son tracé thermique, trouveront leur place à la fin de cette première partie. Dans la deuxième partie, nous nous efforcerons de montrer la valeur thérapeutique pronostique et même diagnostique des abcès de fixation. Leurs indications sont toutes posées : ils sont indiqués dans toute broncho-pneumonie ; nous spécifierons seulement, en terminant, le moment opportun où ils doivent être provoqués.

Nous remercions vivement M. le docteur Montagnon, médecin des hôpitaux de St-Etienne, qui a mis si gracieusement à notre disposition toutes les observations recueillies dans son service de l'hôpital Bellevue. Toutes aussi concluantes sont celles de sa clientèle que nous n'avons pas reproduites dans notre thèse.

Nous tenons à faire connaître ici, qu'il fut le premier à appliquer cette méthode thérapeutique d'une façon systématique dans les broncho-pneumonies chez l'enfant : il fut le premier également à soutenir l'efficacité des abcès de fixation chez l'enfant, dans un article paru le 4 décembre 1910, dans le *Lyon Médical*.

Nos remerciements iront aussi à M. le docteur Espenel, interne des hôpitaux de Lyon, qui nous décida à entreprendre ce travail et nous remit si aimablement toutes ses observations personnelles recueillies à l'hôpital de la Charité de Lyon.

Définition. -- Historique

On donne le nom « d'abcès de fixation » à des
abcès créés artificiellement par injection de substances irritantes et particulièrement de l'essence de térébenthine dans le tissu cellulaire sous- cutané, dans le
but de guérir des infections généralisées.

Le premier, comme on le sait, le professeur Fochier eut l'idée de produire artificiellement des abcès,
où l'infection, d'abord généralisée, était pour ainsi
dire attirée et localisée. « Dans toute infection pyo-
gène grave, dit-il, lorsqu'il n'y a pas de suppuration
en voie de formation, lorsqu'il n'y a pas de fixation,
ou lorsque la fixation n'est pas en rapport avec la
gravité de l'état général, ou lorsque le traitement
local a supprimé ou diminué la lésion initiale et que
l'état général persiste, ou même peut-être lorsque la
fixation est à son début et occupe un point où la suppuration peut présenter des dangers, dans tous ces
cas, il faut provoquer la formation artificielle d'abcès

à l'aide d'injections sous-cutanées d'essence de térébenthine. ».

Et il ajoute que certaines maladies qui n'ont aucune tendance à la suppuration peuvent devenir, dans certaines circonstances, justiciables de cette méthode, comme par exemple : la fièvre thyphoïde, la grippe, la pneumonie, la broncho-pneumonie, etc.

Depuis cette époque, les abcès de fixation sont employés systématiquement dans l'infection puerpérale ; les résultats en ont été indiqués dans la thèse de Voiturier (Lyon 1909). Ils ont été préconisés aussi par un certain nombre d'auteurs dans les affections graves de l'appareil broncho-pulmonaire, où le plus souvent ils ont donné d'excellents résultats.

En février 1892, M. le professeur Lépine publiait, dans la *Semaine Médicale,* le premier essai de la méthode de Fochier, dans un cas de pneumonie grave en imminence de suppuration.

Un homme était arrivé au douzième jour de sa maladie, et, malgré les médications mises en usage, la mort semblait certaine. Le malade, dont la température dépassait 40°, avait 68 respirations par minute ; il était en proie au délire, à l'adynamie. Ses crachats devenaient franchement purulents, tout le poumon droit était envahi et le poumon gauche était fortement congestionné, avec bronchite concomitante. Dans ces conditions à peu près désespérées, on pratiqua aux quatre membres, sous la peau, une injection de 1 cent. cube d'essence de térébenthine. Quatre flegmons s'en suivirent ; mais l'amélioration du malade fut manifeste, et la guérison de la pneumonie grippale était complète, le jour même où on incisa les phlegmons.

Quelques jours après l'article de M. Lépine, M. le professeur Dieulafoy rapporta à la Société médicale des hôpitaux de Paris, une observation concernant une pneumonie suppurée guérie par l'abcès de fixation.

Dans le *Lyon Médical* de la même année, M. le Professeur Bard publie un succès semblable dans un cas désespéré et à résolution retardée, et ajoute : « Pour ma part, j'ai observé, dans le cours de l'épidémie de pneumonies si graves de cet hiver, plusieurs cas qui se sont terminés par la mort dans des conditions tout à fait identiques, et le fait que je publie aujourd'hui me laisse le regret de n'avoir pas tenté à cette époque le même moyen. »

Nous trouvons encore des observations de pneumonies graves traitées avec succès par les abcès de fixation, publiées par Mossé, dans *le Midi Médical* ; par Olivier de Rouen, dans *la Normandie Médicale*, où il s'agissait d'une pneumonie très grave au huitième jour, avec délire depuis trois jours, et où les injections térébenthinées amenèrent une guérison rapide ; enfin, les trois observations de Revilliod, dans la *Revue Médicale de la Suisse romande*, où, d'après cet auteur, les trois malades ont réellement échappé à l'hépatisation grise, grâce à la formation de volumineuses collections purulentes provoquées par ces injections.

En 1902, Carles de Bordeaux reprend l'étude générale des abcès de fixation et résume les observations de pneumonies et de broncho-pneumonies traitées par cette méthode jusqu'à cette époque.

Aux seize cas qu'il avait déjà publiés en 1902, de pneumonies et broncho-pneumonies graves, traitées par les abcès de fixation, M. le professeur Arnozan ajoute, dans la *Province Médicale* de 1905, cinq autres avec deux morts et trois guérisons. Ce qui rend ces résultats particulièrement remarquables, c'est que le traitement par les injections térébenthinées n'avait été institué qu'après l'essai de toutes les médications nouvelles et au moment où l'état des malades était tout à fait désespéré.

En 1907, paraissent à Lille et à Montpellier les thèses de Durot et Déchaux, qui ajoutent quelques cas personnels à ceux déjà connus.

Enfin, en 1909, à Lyon, le Dr Detscheff dans sa thèse « Valeur thérapeutique de l'abcès de fixation dans les maladies broncho-pulmonaires aiguës », faite sur l'invitation et d'après les documents fournis par M. le professeur Pic, arrive à cette conclusion : le traitement des affections aiguës de l'appareil broncho-pulmonaire par les abcès de fixation chez l'adulte, semble devoir être préconisé toutes les fois que la gravité de l'état général le comporte, sans attendre qu'il soit désespéré.

Chez les enfants et notamment chez les enfants du premier âge, la méthode est loin d'être employée aussi fréquemment que chez l'adulte : les publications parues jusqu'à ce jour sont peu nombreuses.

En 1897, Isidoro Pujador y Faura rapportait, au XIIe Congrès international de Médecine de Moscou, plusieurs guérisons obtenues chez des enfants de trois à six ans, atteints de scarlatine maligne et sauvés par des injections hypodermiques de térébenthine.

En 1905, à Bordeaux, Mlle Campana, interne à l'hôpital des enfants, et M. Codet-Boisse, médecin résidant de l'hôpital St-André, publient 5 cas de broncho-pneumonie chez des enfants au-dessous de 5 ans, traités sans succès par les abcès de fixation. Les conclusions qu'ils tirent de cette méthode sont exposées dans la thèse de Cellarier (Bordeaux, 1905) : chez les enfants au-dessous de 3 ans, il est dangereux de faire des injections hypodermiques de térébenthine, dans le but de provoquer des abcès. Chez eux, cette injection semble provoquer de la gangrène plutôt que la formation de simple abcès.

Ces conclusions n'étaient pas faites pour encourager les médecins à employer la méthode de Fochier chez l'enfant.

Cependant, depuis 1905, M. le docteur Montagnon, médecin des hôpitaux de St-Etienne, traite systématiquement par cette méthode dans son service de l'hôpital Bellevue, toutes les broncho-pneumonies infantiles qui se présentent. En 1910, il fait paraître dans le *Lyon Médical* (n° du 4 décembre), un article très documenté portant sur 26 cas de broncho-pneumonie chez des enfants au-dessous de 5 ans, qui réfute d'une façon péremptoire l'opinion première des auteurs de Bordeaux. Ses conclusions sont celles que nous exposons dans cette thèse, où nous reproduisons la plupart de ses observations.

Nous y joignons celles du Dr Espenel, interne des hôpitaux de Lyon, qui, également confiant dans la méthode, traite par ce moyen avec succès 13 broncho-pneumonies chez des enfants au-dessous de 5 ans.

Nous espérons que cette méthode si vivement critiquée sera enfin réhabilitée d'une façon définitive, et que les petits malades pourront y trouver le bénéfice d'une guérison toujours aléatoire dans le cas de broncho-pneumonie.

PREMIÈRE PARTIE

CHAPITRE PREMIER

Technique de l'abcès de fixation.

Le succès de la méthode de Fochier chez l'enfant est commandé en grande partie par les soins que l'on apporte dans la technique de l'abcès de fixation. Si certaines précautions sont prises, que nous allons indiquer dans ce chapitre, les accidents de sphacèle et de gangrène ne doivent nécessairement pas se produire.

Aucune de nos observations ne mentionne ces

complications fâcheuses sur lesquelles les auteurs
de Bordeaux ont tant insisté, si bien qu'elles consti-
tuent pour eux une contre-indication formelle à la
méthode chez les enfants du premier âge.

A. — Substances a injecter

Chez l'adulte, diverses substances ont été employées pour provoquer un abcès artificiel. Au début,
Fochier se servait d'une solution de sulfate de quinine, intentionnellement acidifiée. C'est, du reste, en
voulant injecter de la quinine à une malade, injection qui provoqua un abcès et amena la guérison,
que le professeur lyonnais eut l'idée de sa méthode.

On utilisa tour à tour le nitrate d'argent, l'acide
phénique, le sublimé. On s'en tint finalement à l'essence de térébenthine qui parut le meilleur de tous
les agents.

« Dans les maladies infectieuses, avec ou sans
localisation, mais capables de se généraliser et de
devenir pyogènes, il faut provoquer un abcès artificiel par l'injection sous-cutanée d'un liquide irritant.
L'essence de térébenthine épaissie par vieillissement
et son oxygénation est ce qu'il y a de mieux ».
(Fochier).

Chez l'enfant, on s'en tient à ce précepte qui,
somme toute, est le résultat d'une longue expérience.
M. Carles, de Bordeaux, soutient au contraire que
l'essence de térébenthine trop ancienne est irritante
pour les tissus et qu'il faut la prendre de préparation

récente, si l'on ne veut s'exposer aux accidents de sphacèle et de gangrène de la peau.

Dans tous les cas que nous rapportons, l'essence de térébenthine employée est l'essence de térébenthine ordinaire du commerce, mais de préférence vieille, conservée dans des flacons et exposée aux rayons solaires.

Sa stérilisation est parfaitement inutile : elle aurait d'ailleurs l'inconvénient de rendre la méthode térébenthinée d'un emploi plus compliqué, alors qu'un des avantages importants de ce mode de traitement résulte de sa simplicité même.

B. — Quantité a injecter

Ici, les opinions varient. M. Montagnon emploie 1/3 de centimètre cube jusqu'à l'âge de 12 mois et 1/2 centimètre cube de 1 à 5 ans. Et, dit-il : « il n'y a aucune surprise à redouter, à condition toutefois de ne pas dépasser ces doses qu'on peut répéter suivant besoin, sans jamais les augmenter ».

M. le docteur Espenel, au contraire, a injecté chaque fois, à tous ses petits malades, un cent. cube de térébenthine et n'a cependant aucune complication de gangrène à déplorer.

C. — Lieu d'injection

Nous attachons une très grande importance au lieu où doit se faire l'injection. Le tissu cellulaire sous-cutané est seul qualifié pour recevoir dans ses mailles la substance injectée. Intra-musculaire, l'injection provoquerait de graves accidents : vastes décollements, lésions nerveuses, fusées purulentes à distance.

De même, il faut bien éviter que l'aiguille ne pique le derme : la peau ainsi atteinte s'ulcérerait très vite et présenterait rapidement une escharre étendue, très lente à se cicatriser.

Mais quelle région du corps choisir pour faire l'injection ?

Celle évidemment où le tissu cellulaire sous-cutané est le plus lâche et où l'abcès provoqué est le moins douloureux et le moins gênant. C'est au niveau de la paroi abdominale antérieure que ces conditions se trouvent le mieux requises. A ce sujet, M. Montagnon écrit dans le *Lyon Médical* (n° du 4 décembre 1910) : « Je fais toujours pratiquer l'injection térébenthinée sur les parties latérales de la région abdominale antérieure au niveau des hypocondres, sur une ligne horizontale, à 3 travers de doigt de l'ombilic ; la première injection est toujours faite à gauche, non qu'elle ne puisse être pratiquée à droite, mais comme il est plus fréquent de coucher l'enfant sur le côté droit, il vaut mieux que celui-ci soit indemne, le réservant pour le siège d'une deuxième injection, le cas échéant.

La région abdominale doit être préférée, car le décubitus du petit malade n'est en rien gêné lors de la formation de l'abcès ; il peut se mouvoir dans son lit sans douleur; car, quoi qu'on en ait dit, l'abcès à l'abdomen n'est à peu près pas douloureux, et il est surprenant de voir l'enfant réagir au moment où on pique la peau et pas ou peu au moment de l'injection de la térébenthine.

J'ai provoqué ainsi des abcès de fixation sans entendre le moindre cri, et d'autant moins que les enfants sont plus jeunes ; il n'y a aucune comparaison à établir avec les scènes bruyantes, même de là vaccination.

Il n'en est pas ainsi de l'injection faite dans le dos, soit au-dessous des omoplates, soit vers les lombes, soit à la face externe des cuisses. Dans ces régions, la douleur est vive, la collection puriforme devient gênante, car l'enfant ne peut reposer sur le dos sans souffrir et remuer les membres inférieurs sans crier, ce qui lui enlève le sommeil et le rend impatient et nerveux ; de plus, l'abcès guérit moins facilement, à cause de la pression dans le décubitus et des mouvements constants des membres inférieurs ».

D. — Manuel opératoire

Quant à l'injection proprement dite, elle se pratique comme toute injection sous-cutanée. Après l'asepsie de la région, lavage à l'alcool-éther, la peau est saisie entre le pouce et l'index et, dans ce repli ainsi formé, on introduit d'un seul coup l'aiguille.

Après s'être bien assuré qu'elle est exactement dans le tissu cellulaire, on pousse lentement l'essence de térébenthine. L'aiguille retirée, on ferme l'orifice avec un peu de coton imbibé de collodion.

Comme chez l'adulte, la réaction inflammatoire s'accuse dès le lendemain, mais n'est bien nette qu'au bout de 48 heures : vers le 6ᵉ ou 7ᵉ jour en moyenne, la collection est pàrfaitement constituée. Si l'abcès est quelque peu douloureux, l'enfant se trouvera bien de quelques applications de cataplasmes chauds de farine de lin.

E. — TRAITEMENT DE L'ABCÈS

L'abcès est formé : quelle est la conduite à tenir ? Faut-il l'inciser ?

Fochier disait : « Les abcès ne doivent être ouverts que si l'état morbide paraît jugé, ou si, un nouvel abcès ayant été provoqué, la fièvre persiste. Dans ce cas, il ne faut ouvrir que les abcès précédant le dernier établi. Lorsqu'un abcès menace de s'ouvrir spontanément, il faut en provoquer un autre avant cette ouverture, si la maladie persiste. Ces abcès ouverts doivent être pansés avec grand soin. Ils sont aseptiques, mais peuvent s'infecter très facilement une fois qu'ils sont évacués ».

Chez l'enfant, la conduite à tenir est la même que celle enseignée par Fochier chez l'adulte.

Il faut inciser l'abcès le plus tard possible : de la sorte, l'action fixatrice est conservée plus longtemps. D'autre part, il peut arriver que l'abcès se résorbe seul : l'abstention de l'incision permet d'éviter de la sorte l'infection toujours possible d'une poche pleine de pus, le plus souvent aseptique.

Si l'abcès tend à s'ouvrir spontanément, il est préférable de l'inciser, mais il faut avoir soin de faire une incision toute petite, de donner un simple coup de pointe.

En effet, l'ouverture spontanée ne va pas sans inconvénients. La peau décollée sur une assez large étendue se sphacèle, il en résulte une assez large ulcération qui met plus longtemps à guérir que l'incision du bistouri. De plus, l'infection de la poche a, de ce fait, beaucoup moins de chances de se produire.

Si on incise l'abcès (l'asepsie la plus minutieuse doit présider à l'ouverture de ces abcès), toujours dans le but de provoquer le moins de délabrement possible, on aura soin de ne pas rechercher le point déclive, mais l'endroit où la peau amincie laisse deviner la présence du pus.

On aura soin de bien exprimer l'abcès, de le vider le plus possible. On sent très souvent des morceaux sphacélés à l'intérieur de la poche : il convient, par des mouvements de malaxation, de les faire sortir, car ils entretiennent la suppuration et favorisent le décollement de la peau.

Toutes les précautions indiquées dans ce chapitre ont été prises chez les petits malades dont nous publions les observations, et aucun accident, aucune complication cutanée ne se sont produits. Nous pouvons donc affirmer, à l'encontre de Mlle Campana et M. Codet-Boisse, que, chez les enfants au-dessous de 5 ans, il n'est pas du tout dangereux de faire des injections hypodermiques de térébenthine ;

que chez eux, malgré la minceur de la peau, la délicatesse des tissus, la gangrène et le sphacèle sont une rareté et ne doivent pas avoir lieu, si l'on a soin de prendre les précautions signalées dans ces pages.

CHAPITRE II

Mode d'action de l'abcès de fixation.

Depuis longtemps, les thérapeutes avaient pressenti le rôle de la pyogénèse artificielle, et Fochier ne fit que reprendre sous une forme plus active et plus moderne la méthode du séton chère à nos pères.

C'est au niveau de l'ulcère ainsi créé, que les impuretés du sang « âcretés » et autres « humeurs peccantes » étaient attirées pour être expulsées hors de l'organisme. C'est là, exprimée sous une forme empirique, la théorie de la fixation que devait défendre plus tard le Maître lyonnais.

Actuellement, le principe de la méthode n'est plus guère contesté : par contre, le mode d'action de l'abcès de fixation a donné lieu à de nombreuses controverses. L'action de la suppuration provoquée semble, en effet, relever de causes très complexes et, sans aucun doute, les différentes théories ont le tort d'être trop exclusives.

Une grande loi de pathologie générale est à la base de la méthode. Les germes en circulation dans le sang se fixent de préférence au niveau des points faibles ou des organes primitivement lésés.

Les exemples en sont nombreux et probants. En outre, la clinique nous montre qu'une infection généralisée se trouve parfois soudainement atténuée quand il se produit une suppuration localisée. L'abcès artificiel constituerait donc un lieu de moindre résistance, où les germes infectieux viendraient se localiser.

Le grand reproche qu'on a autrefois adressé à cette théorie, c'est que si réellement l'abcès fixait des germes, on devrait les retrouver dans le pus. Or, disait-on, celui-ci est toujours stérile. Nous savons aujourd'hui qu'il n'en est rien : et même la stérilité du pus serait-elle prouvée, il ne s'agirait là que d'une dérogation purement apparente à la loi générale, qui prouverait seulement le pouvoir antiseptique intense de la térébenthine.

Pour ce qui est des abcès dus à l'injection de liquides irritants, mais non antiseptiques, tout le monde est à peu près d'accord : on retrouve dans le pus les mêmes germes que dans le sang infecté. Dans le cas des abcès térébenthinés, la recherche est plus délicate, et c'est sans doute cette difficulté qui avait induit en erreur beaucoup d'auteurs. Cependant, un examen minutieux permet de retrouver des microbes dans le pus, alors même que les ensemencements seraient restés négatifs.

S. Arloing le premier, chez une malade de Fochier, isola le streptocoque dans l'abcès. Chez une autre malade atteinte de lymphangite diffuse et traitée par la méthode térébenthinée, on retrouva des staphylocoques dans le foyer infecté et dans le pus térébenthiné. Dans deux cas, Carles, de Bordeaux, a trouvé des bacilles d'Eberth vivants, au niveau de l'abcès. Enfin Lesieur, de Lyon, dans un cas de fièvre typhoïde a pu, lui aussi, isoler des bacilles d'Eberth virulents.

Les expériences du professeur La Torre ne font que confirmer ces données. Il inocule des lapins avec des cultures charbonneuses et il les traite ensuite par des injections de térébenthine. Il retrouve dans le pus et l'œdème de l'abcès des bactéridies en bien plus grand nombre que dans le sang des sujets.

D'après MM. Arnozan et Carles, il n'y aurait pas seulement que les microbes qui viendraient se précipiter vers l'abcès ; celui-ci serait aussi le lieu d'élimination d'une foule de poisons et de toxines dont l'organisme se débarrasse.

Cette action n'est pas douteuse ; des observations nombreuses le prouvent. Chez des animaux intoxiqués par l'arsenic, le plomb, le bismuth et traités par des abcès de fixation, le professeur Arnozan et après lui Carles, ont constamment trouvé dans le pus des quantités de toxique bien plus grandes que dans le sang ou les viscères. Carles a pu observer pareille fixation chez des saturnins et dans un cas d'empoisonnement par le sublimé. Les poisons trouveraient donc, au niveau de l'abcès, une voie d'élimination très importante.

Une expérience de Conor met bien en évidence cette toxicité du pus. En ayant injecté à un cobaye, il vit celui-ci rapidement périr avec des phénomènes infectieux.

Mais si l'élimination par l'abcès des microbes et des toxines ne fait place à aucun doute, bien plus obscur est le mécanisme de cette élimination.

Ce seraient les globules blancs qui seraient les charroyeurs de toutes ces substances toxiques. On connaît, en effet, le rôle important que jouent les globules blancs dans toute infection. En outre, l'appel d'un grand nombre d'entre eux au foyer de suppuration, réaliserait une véritable saignée leucocytaire et détournerait ainsi, dans une région peu dangereuse, cet afflux leucocytaire qui pourrait être nocif par ailleurs.

On pourrait donc concevoir qu'un grand nombre de leucocytes mis en liberté à la suite de la formation de l'abcès, viendraient à bout de détruire les agents infectieux.

Malheureusement, Chantemesse et Maire, auteurs de la théorie de la leucocytose, ne trouvèrent pas l'hyperleucocytose attendue. Bien mieux, on a constaté chez les malades une diminution des globules blancs à la suite des injections térébenthinées. Après Chantemesse, de nombreux auteurs ont repris l'étude de la question. De leurs travaux, on ne peut rien conclure, leurs résultats étant contradictoires.

Jusqu'à présent, rien ne prouve que l'abcès de fixation ait une influence sur le nombre des globules blancs.

Peut-on penser, si le nombre des leucocytes ne paraît pas influencé, à une modification de leur qualité. La Torre admet que les globules blancs détruits dans les foyers térébenthinés donneraient naissance à des substances d'un pouvoir bactéricide important. C'est ce qui semble résulter de ses expériences. Ayant inoculé à des lapins une même quantité de culture charbonneuse, il injecta à un certain nombre d'entre eux des quantités variables de térébenthine. Il constata que le sérum de lapin atteint de charbon a un pouvoir bactéricide plus grand qu'à l'état normal, mais que le sérum des animaux traités en outre par les injections térébenthinées a un pouvoir bactéricide bien supérieur à celui des lapins témoins.

Déjà en 1897, Isidoro Pujador y Faura était arrivé à des conclusions analogues et pensait que la médication térébenthinée pouvait modifier le métabolisme microbien en activant la leucocytose sanguine.

Isidoro Pujador a obtenu des succès en traitant ses malades par la térébenthine à l'intérieur, ce qui laisserait supposer que l'efficacité de l'abcès est due en partie à l'absorption de la térébenthine. Tel est du reste l'avis du professeur Fabre. On sait, en effet, que la térébenthine prise par la bouche est recommandée depuis longtemps contre les infections, et récemment le professeur Fabre a obtenu des résultats très satisfaisants de l'injection de sérum térébenthiné. D'autre part, souvent l'amélioration précède la pyogénèse.

On peut objecter, cependant, que l'absorption de la térébenthine par la méthode de Fochier est minime et pas du tout comparable à celle qui résulte de l'ingestion de térébenthine ou de l'usage de sérum térébenthiné. D'autre part, les cas où l'amélioration précède l'abcédation sont fort rares, et il est tout naturel de penser qu'il s'agit, en pareil cas, d'une simple coïncidence entre la médication et l'amélioration de l'état général.

Bien mieux que l'action antiseptique générale de l'essence de térébenthine, la réaction locale joue donc un rôle important. L'intensité même de cette réaction permet d'augurer une terminaison favorable, et Fochier déjà avait affirmé que non seulement les abcès de fixation avaient une action thérapeutique, mais qu'encore ils servaient au pronostic.

Reste donc à savoir pourquoi cette réaction de bon augure ne se produit pas toujours, et pourquoi devient-elle bien franche quand l'état général se relève. Il semble logique d'admettre que chez des malades surmenés, le système nerveux épuisé ne peut plus sentir le coup de fouet énergique que cause cette révulsion. C'est ce que des expériences viennent prouver. Cl. Bernard ayant coupé le sciatique chez un animal, vit que l'excitation par un corps étranger, de la région anesthésiée, est à peine suivie de réaction. En 1870, Desplat, de Lille, applique deux vésicatoires, l'un sur un membre sain, l'autre sur un membre anesthésié. Sur le membre anesthésié, la douleur et la réaction inflammatoire furent peu marquées ; sur le membre sain, au contraire, l'action du topique se traduisit par une vésication intense.

On sait, d'autre part, que l'absence de suppuration localisée, soit naturelle, soit provoquée dans une infection généralisée, est considérée comme d'un pronostic très sombre.

On comprend donc que chez des sujets divers, dans des maladies qui dépriment si fortement le système nerveux, l'égalité devant la réaction n'existe pas.

Ce sont là des notions que le médecin ne devra jamais oublier. Tout à fait au début de la maladie, alors que l'organisme lutte encore et que le système nerveux n'est pas encore épuisé, la méthode de Fochier est évidemment indiquée. Peut-être, cependant, vaudrait-il mieux se borner à stimuler par les moyens ordinaires un organisme qui se défend encore bien. C'est au moment critique, où celui-ci menace de défaillir et où le système nerveux commence à s'épuiser, que la formation de l'abcès imprimera une nouvelle vigueur à l'organisme et lui permettra de compléter sa victoire contre l'infection qui l'assaille. Il serait, par contre, désastreux d'attendre, pour appliquer la méthode de Fochier, que le malade soit incapable de lutter.

C'est pourquoi il serait injuste de mettre sur le compte de la médication térébenthinée tous les cas d'insuccès. Les malades de Rendu et de Mossi étaient déjà dans le collapsus au moment où la méthode fut appliquée. On s'explique facilement les insuccès de Chantemesse dans les broncho-pneumonies des vieillards, si on se rappelle la faible résistance de l'organisme de ces malades.

Par cette étude qui n'a pas, du reste, la prétention d'être originale, on voit que l'action de l'abcès de fixation relève de causes fort complexes. Il agit vraisemblablement par fixation des microbes et de leurs toxines, par action substitutive. Peut-être, agit-il aussi par l'action antiseptique générale de la térébenthine, ou en excitant la phagocytose. Il est très probable, et c'est ce que des études ultérieures montreront sans doute, qu'il modifie le sérum sanguin en favorisant la formation d'antitoxines.

Il n'en est pas moins vrai qu'il s'agit là d'un procédé thérapeutique excellent, et dont l'action bienfaisante ne saurait être niée aujourd'hui.

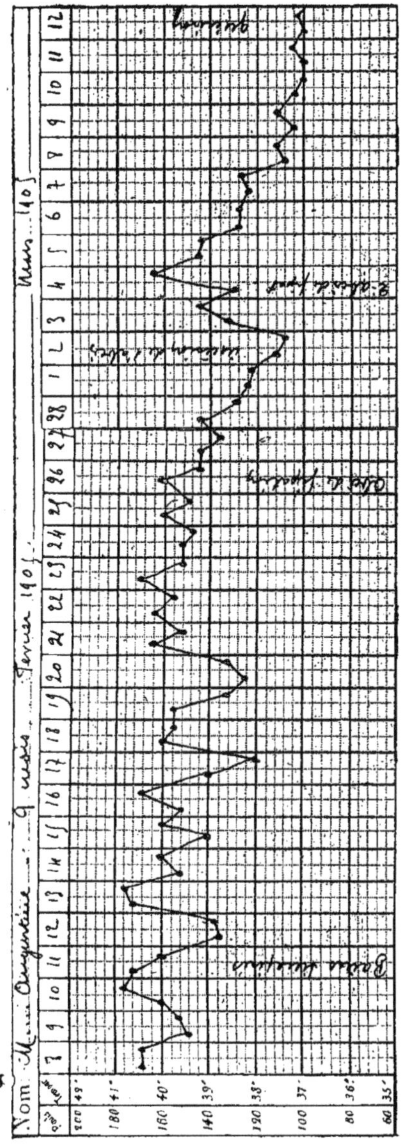

CHAPITRE III.

Etude clinique

—

OBSERVATION I.

(Dr Montagnon, à
Saint-Etienne).

M... (Augustine), 9
mois, entre à l'hôpital
Bellevue, pavillon 8 C
D, n° 29, le 8 février
1905, pour une bron-
cho-pneumonie dou-
ble, traitée dès l'entrée
par les enveloppements
sinapisés, puis bains
à 38° sinapisés ; état
grave, dyspnée, cya-
nose, hyperthermie, al-
bumine ; deux abcès
de fixation successive-
ment. Guérison.

OBSERVATION II.

(Dr Montagnon).

M... (Jean), 18 mois, entre pavillon 8 C D, n° 31, le 18 février 1905, pour broncho-pneumonie, suite de rougeole.
Etat de prostration assez accusé, extrémités froides, visage

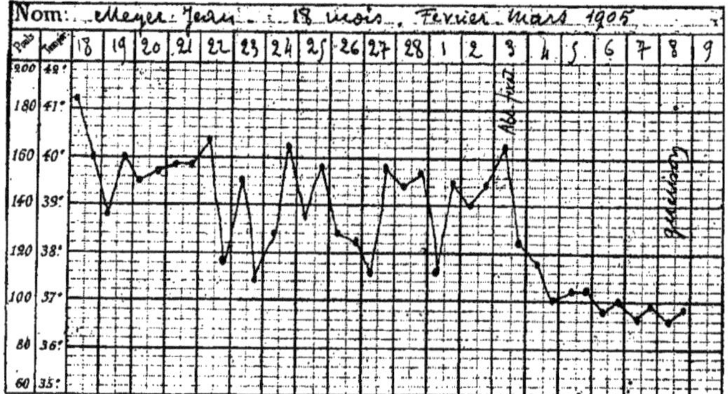

cyanosé, toux moniliforme, dyspnée vive (type inverse de
la respiration). Pouls : 160. — Abcès de fixation le 3 mars,
produit immédiatement chute de la température. L'enfant
part guéri.

OBSERVATION III.

(Dr Montagnon).

R... (Octave), 10 mois, entre le 6 juin 1905, pavillon 8 C D,
n° 23, pour broncho-pneumonie gauche. Etat général grave,
hyperthermie, dyspnée vive avec battements des ailes du
nez, respiration du type inverse, cyanose des lèvres.
Deux abcès de fixation produisent une baisse légère de

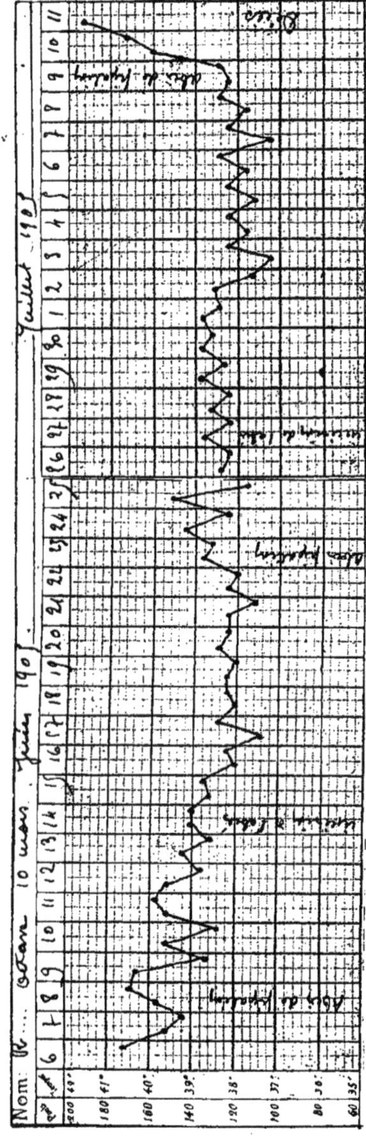

la courbe thermique : l'enfant semble aller mieux. Néanmoins la température se maintient aux environs de 38°5, puis brusquement l'état du malade redevient inquiétant. Un troisième abcès de fixation n'empêche pas le thermomètre de monter à 41°6. Mort.

Autopsie. — Les deux poumons présentent *des lésions tuberculeuses* très nettes.

Poumon gauche : Cavernes des dimensions d'une noisette dans les deux lobes. Ceux-ci sont farcis de granulations tuberculeuses.

Poumon droit : Mêmes lésions dans les deux lobes supérieurs et moyens. Le lobe inférieur présente surtout des lésions de congestion. Rien dans les autres organes.

OBSERVATION IV.

(Dr Montagnon).

R... (Jean-Baptiste), 14 mois, entre pavillon 8 C D, n° 17, le 7 décembre 1905, pour broncho-pneumonie double, prédominant à gauche. — Pouls : 160. — Premier abcès de fixation le 10, qui ne produit qu'un léger abaissement de la température. L'état général restant mauvais, la dyspnée et

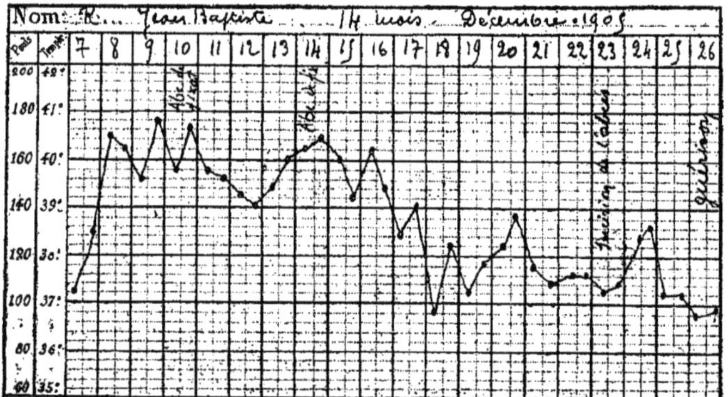

la cyanose augmentant, on fait un deuxième abcès le 14. — Quatre jours après, chute en lysis de la température à 37°. — Incision de l'abcès le 23, qui occasionne une légère élévation thermique. A partir du 26, la température reste à la normale ; l'état général s'améliore rapidement. A la fin de décembre, l'enfant part guéri.

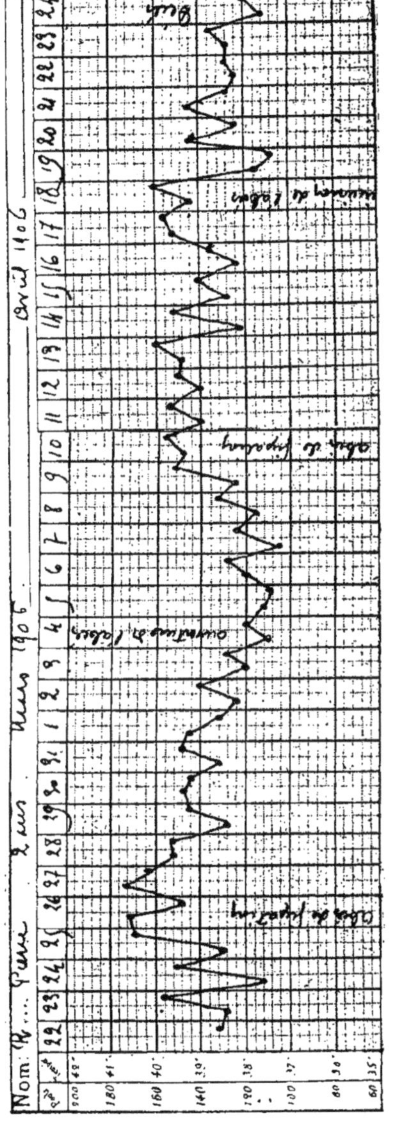

OBSERVATION V.

(Dr Montagnon).

R...: (Pierre), 2 ans,
entre le 22 mars 1906,
pavillon 8 C D, n° 29,
pour broncho-pneumo-
nie gauche, avec bron-
chite diffuse à droite.
Etat grave. Pouls : 160.
Respiration : 50 à la mi-
nute.

26/3. — Abcès de fixa-
tion.

29/3. — L'enfant va
mieux : la dyspnée a un
peu diminué. Respira-
tion : 36 par minute.
Pas de modification bien
sensible du côté des si-
gnes stéthoscopiques.

4/4. — Incision de
l'abcès.

9/4. — La température
remonte : l'enfant est
plus oppressé. On en-
tend des râles sous-cré-
pitants dans toute l'é-
tendue des deux pou-
mons.

10/4. — Les râles persistent, ainsi que la température : on fait un deuxième abcès de fixation.

12/4. — A la suite de ce dernier, la température semble vouloir baisser un peu.

Cependant les signes stéthoscopiques sont toujours aussi marqués.

18/4. — L'enfant s'est amaigri considérablement. On note une cyanose intense de la face et des extrémités. Gros foyers à la base droite avec souffle et râles sous-crépitants de fonte purulente du poumon.

24/4. — L'enfant succombe à l'asphyxie croissante.

Autopsie. — Poumon droit : *Broncho-pneumonie tuberculeuse généralisée.* Le pus sort de toutes les bronches. Plusieurs d'entre elles sont dilatées, simulant des cavernules pleines de pus. — Adénopathie trachéobronchique, mais surtout péribronchique volumineuse : un ganglion comme une noix. Les ganglions forment un collier enserrant la trachée. Pleurésie interlobaire. Toutes les scissures ont disparu.

Poumon gauche : Crépite par places. A l'ouverture : plusieurs foyers ramollis purulents. Le lobe inférieur présente de la dilatation généralisée de toutes ses bronches et bronchioles, d'où la pression fait sourdre du pus.

Rien au cœur.

Rien au foie.

Rate un peu grosse : quelques granulations à son intérieur.

Rien à l'intestin, mais nombreux ganglions mésentériques, surtout périappendiculaires.

Reins normaux.

Cerveau : Sur la face externe de l'hémisphère gauche, plaque d'œdème. Rien à la base, ni le long de la sylvienne. Rien aux méninges.

OBSERVATION VI.

(Dr Montagnon).

M... (Claudius), 2 ans 1/2, entre le 2 juin 1906, pavillon
8 C D, n° 31, pour une broncho-pneumonie gauche : Dyspnée vive (44 respirations), respiration présentant nettement
ment le type inverse, nombreux foyers de râles sous-

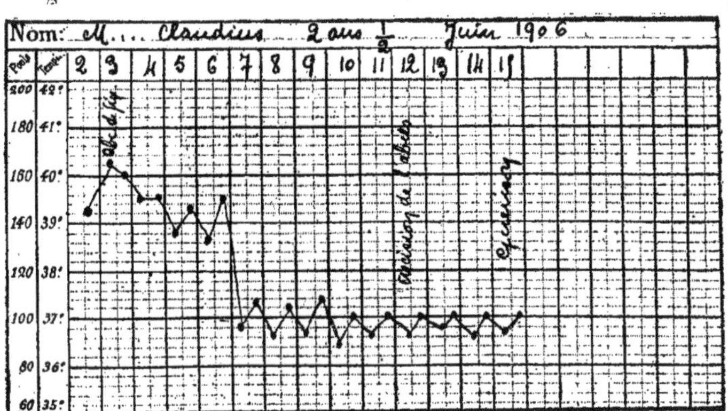

crépitants avec souffle dans tout le poumon gauche ; à
droite, un peu de bronchite disséminée.

Le 3, on fait un abcès de fixation. A la suite, chute rapide
de la température. Guérison.

OBSERVATION VII.

(Dr Montagnon).

N... (Félicie), âgée de 2 ans, entre pavillon 8 C D, n° 28, le 26 juin 1906, pour une broncho-pneumonie gauche, suite de coqueluche, forme grave, avec dyspnée vive et type

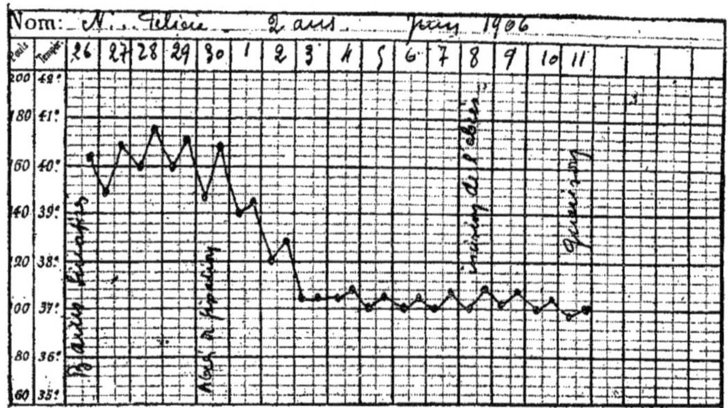

inverse de la respiration ; malgré les bains sinapisés, la température persiste ; abcès de fixation de 1/2 cc. de térébenthine. Guérison.

OBSERVATION VIII.

(Dʳ Montagnon).

M... (Marie), 19 mois, entre pavillon 8 C D, n° 23, le 11 juillet 1906, pour broncho-pneumonie double survenue au cours de la rougeole. Après l'abcès de fixation, les phénomènes pulmonaires sont très amendés : ce qui domine, c'est de la dyspnée laryngée avec abolition de la voix. Rien

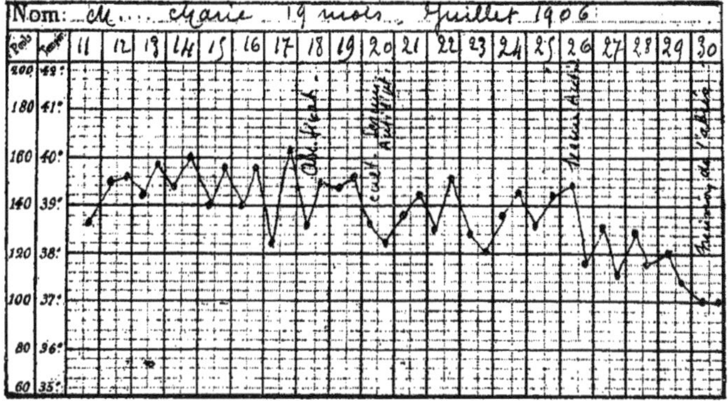

à la gorge. Sérum antidiphtérique, 10 cc. Une culture faite est négative. Ce laryngisme dure plusieurs jours, puis tout rentre dans l'ordre. L'état général devient meilleur ; les signes pulmonaires s'atténuent peu à peu. L'enfant part guérie dans le courant du mois d'août.

OBSERVATION IX.

(Dr Montagnon).

G... (Jean), âgée de 18 mois, entre pavillon 8 C D, n° 23,
pour broncho-pneumonie double, localisée surtout à gauche,

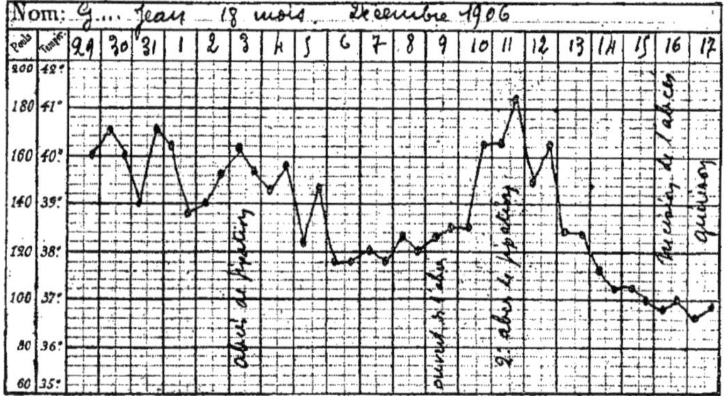

le 29 décembre 1906 ; 2 abcès de fixation de 1/2 cc. Guérison.

OBSERVATION X.

(Dr Montagnon).

P... (Jules), 2 ans, entre pavillon 8 C D, n° 2, le 17 mars
1907, pour broncho-pneumonie gauche : battement des

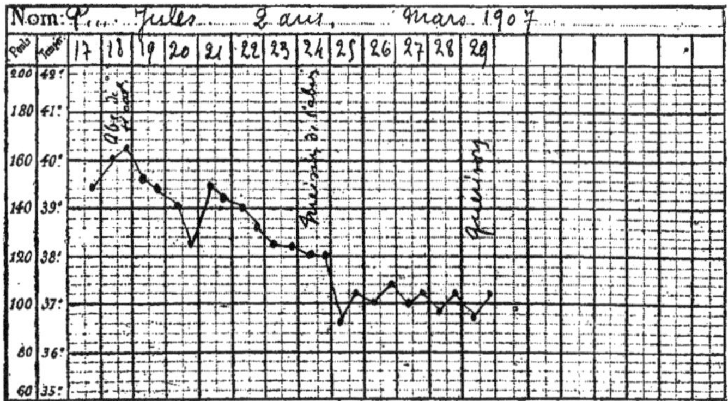

ailes du nez, cyanose, albuminurie. Abcès de fixation dès
l'entrée. Guérison.

OBSERVATION XI.

(Dr Montagnon).

V... (Henri), 5 ans, entre pavillon 8 C D, n° 32, le 24
novembre 1907, pour rougeole avec bronchite diffuse.
L'auscultation, à l'entrée, ne révèle que de gros ronchus,

sans râles, ni souffles. On institue le traitement par les bains sinapisés à 38°

30/11. — Etat général bon, quoique température présente grandes oscillations qui font craindre une broncho-pneumonie.

3/12. — La température se maintient avec grandes oscillations : mais les signes stéthoscopiques ne s'accentuent pas.

5/12. — Les signes stéthoscopiques restent stationnaires : la température n'est pas influencée par les bains et a, au contraire, de la tendance à monter. On fait un abcès de fixation.

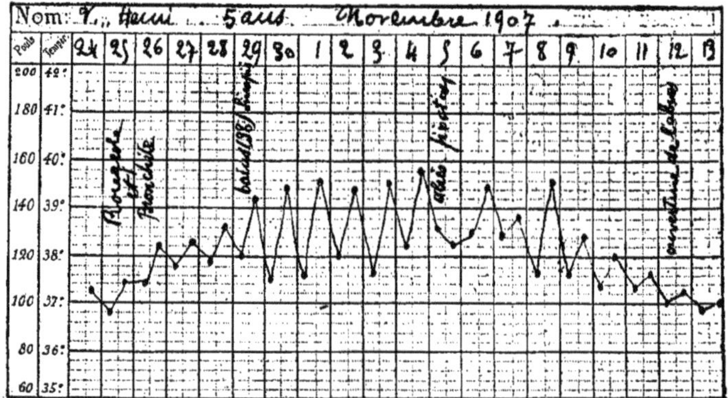

12/12. — L'enfant va bien. L'abcès bien collecté est ouvert : l'incision donne issue à une quantité considérable de pus.

14/12. — L'enfant va bien : aux poumons persistent seulement quelques râles de bronchite.

21/12. — Eruption de varicelle : à cette occasion, la température remonte entre 38°5 et 39° pendant 4 jours, puis tout rentre dans l'ordre, et au début de janvier, l'enfant quitte le service complètement guéri.

OBSERVATION XII.

(Dr Montagnon).

B... (Marie), âgée de 4 mois, entre le 25 décembre 1907, pavillon 8 C D, n° 1, pour broncho-pneumonie consécutive

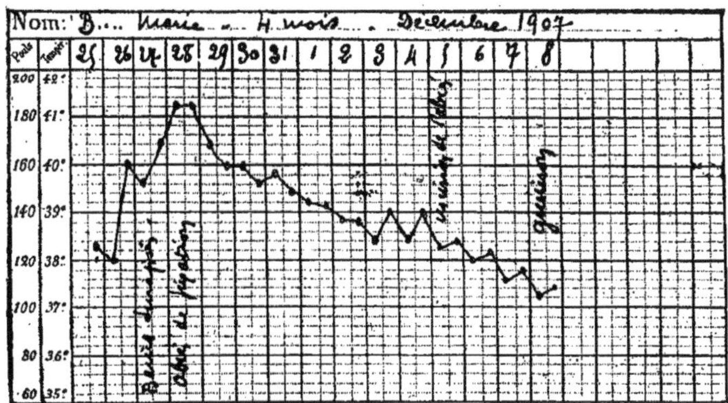

à une rougeole ; bain sinapisé, abcès de fixation de 1/3 de cc. de térébenthine. Guérison.

OBSERVATION XIII.

(Dr Montagnon).

C... (Jean-Baptiste), 2 ans 1/2, entre pavillon 8 C D, n° 32, le 17 décembre 1908, pour broncho-pneumonie droite.

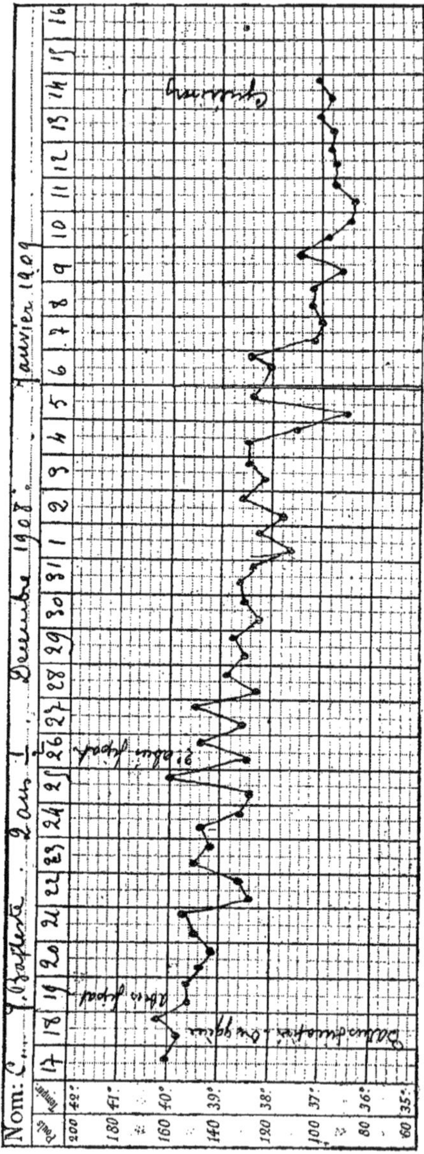

Etat inquiétant, hy-
perthermie, dyspnée
vive, respiration à
type inverse, toux
moniliforme, batte-
ment des ailes du
nez, cyanose.

Bains sinapisés,
oxygène. Deux abcès
de fixation sont faits
à huit jours d'inter-
valle. A la suite du
deuxième, la tempé-
rature se maintient
encore aux environs
de 39°-38°5, mais la
courbe a tendance à
baisser ; l'état géné-
ral semble s'amélio-
rer.

Le 5/1 1909, l'enfant
va beaucoup mieux
et le 14 il quitte le
service complètement
guéri.

A signaler que les
deux abcès se sont
résolus sans suppu-
ration.

OBSERVATION XIV.

(Dr Montagnon).

P... (Alfred), 4 ans 1/2, entre pavillon 8 C D, n° 4, le
1er mars 1909. Broncho-pneumonie double à forme grave.

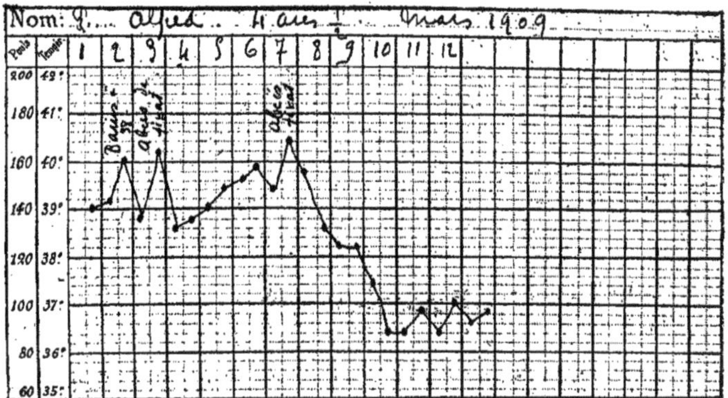

44 respirations par minute, respiration à type inverse, battement des ailes du nez, etc. Le 14 mars, symptômes totale-
ment enrayés. Guérison.

OBSERVATION XV.

(Dr Montagnon).

L... (Henriette), 11 mois, entre pavillon 8 C D, n° 7, le

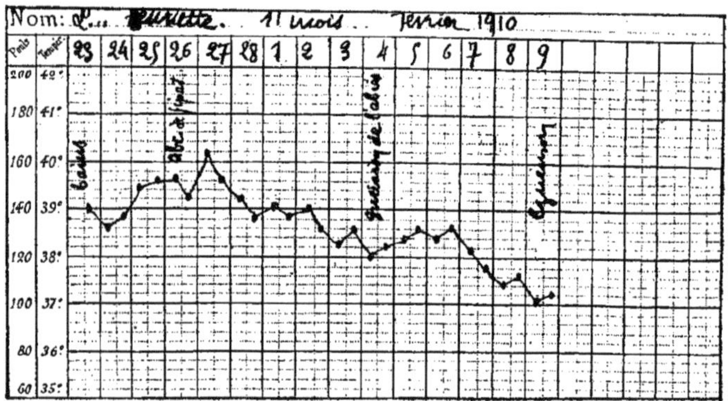

23 février 1910, pour broncho-pneumonie double, surtout marquée à gauche.

Abcès de fixation de 1/2 cc. Guérison.

OBSERVATION XVI.

(Dr Montagnon).

A... (Francine), 2 ans 1/2, entre pavillon 8 C D, n° 5, le 3 mai 1910, pour broncho-pneumonie de la base droite, avec bronchite diffuse à gauche et en avant des deux côtés.

4

Dyspnée violente avec type inverse de la respiration, s'accompagnant de battement des ailes du nez, de dépression des espaces intercostaux.

Le 12 et le 17, deux abcès de fixation sont faits sans résultat ; pas la moindre réaction inflammatoire n'est apparue aux points où l'on a injecté l'essence de térébenthine.

19/3. — L'état général s'aggrave.

Des deux côtés en arrière, fonte caséeuse du poumon : râles caverneux et humides.

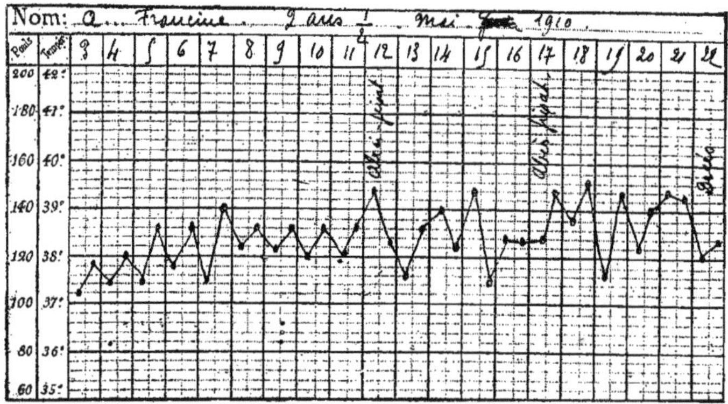

22/3. — L'enfant meurt.

Autopsie. — On trouve :

Dans le thorax : Léger épanchement péricardique.

Dans l'abdomen : Pas de granulations, ni sur le péritoine pariétal, ni sur le péritoine viscéral.

Aux poumons : Les sommets des deux poumons sont très durs au toucher. A la coupe, on trouve dans les deux poumons : *Tuberculose miliaire avec cavernules confluentes aux sommets,* remplies de matière purulente.

Foie : Très gros, amyloïde, descendant jusqu'à l'épine iliaque.

Rate, Reins : Normaux.

OBSERVATION XVII.

(Dᴿ Montagnon).

C... (Roger), 20 mois, entre pavillon 8 C D, n° 25, le 10 octobre 1910. Broncho-pneumonie double, plus accusée à gauche, état d'asphyxie très prononcé, état comateux,

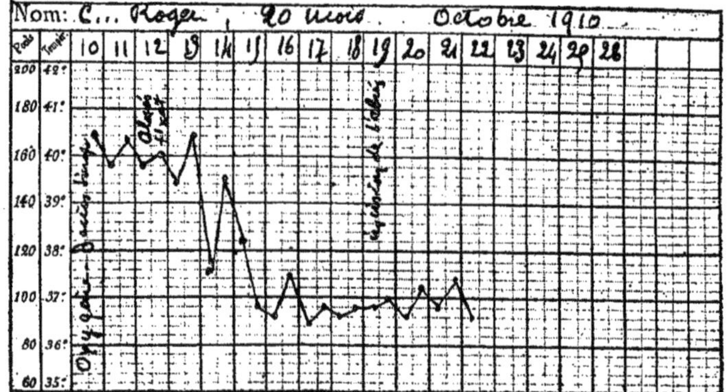

type inverse respiratoire, situation très alarmante. Les bains sinapisés et les inhalations d'oxygène paraissent ne pas agir ; abcès de fixation le 12, amène amélioration nette ; le 26 octobre, l'enfant est guéri.

OBSERVATION XVIII.

(Dr Montagnon).

D... (Anne), 8 mois, entre pavillon 8 C D, n° 10, le 1er avril 1911, pour broncho-pneumonie. Nourrisson débile.

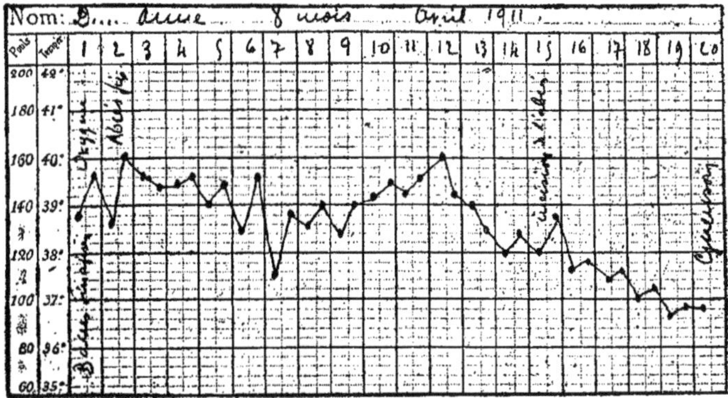

Soigné deux mois auparavant pour gastro-entérite. Abcès de fixation. Guérison.

OBSERVATION XIX.

(Dr Montagnon).

B... (Auguste), 4 ans 1/2, entre pavillon 8 C D, n° 34, le 27 juin 1911, pour broncho-pneumonie double, suite de rougeole, avec prédominance des lésions au poumon gauche.

A l'entrée, enfant agité, anxieux. Dyspnée intense. Le petit malade s'efforce de se maintenir dans la position assise. Battements des ailes du nez aux deux temps de la respiration.

Pouls rapide. Pas de cyanose des lèvres, ni des extrémités.

A l'auscultation des poumons, on entend un souffle rude dans les deux fosses sous-épineuses. Ce souffle est également entendu en avant du thorax. Nombreux foyers de râles sous-crépitants à la partie moyenne du poumon gauche en arrière.

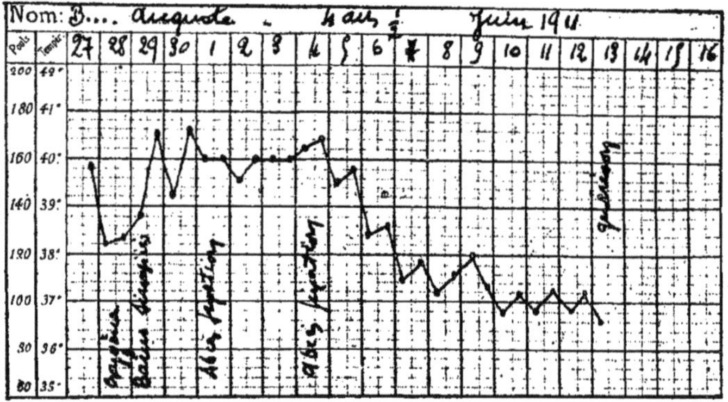

Dès l'entrée, on traite par les bains sinapisés et les inhalations d'oxygène : la température reste élevée.

Le 1er juillet : Abcès de fixation de 1/2 cent. cube.

3 juillet : L'abcès de fixation a produit un petit effet. L'enfant est encore très oppressé.

4 juillet : On refait le soir un deuxième abcès de fixation de 1/2 cent. cube. Dès le lendemain, chute de la température en lysis, et amélioration de l'état général.

22 juillet : L'enfant va bien ; la respiration est encore légèrement soufflante à gauche.

OBSERVATION XX.

(Publiée par M. le Dr Espenel, le 21 juin 1911.
Société des Sciences médicales de Lyon).

R... (Arthur), 18 mois, entre à la Charité le 11 décembre
1910, pour broncho-pneumonie secondaire à la rougeole.

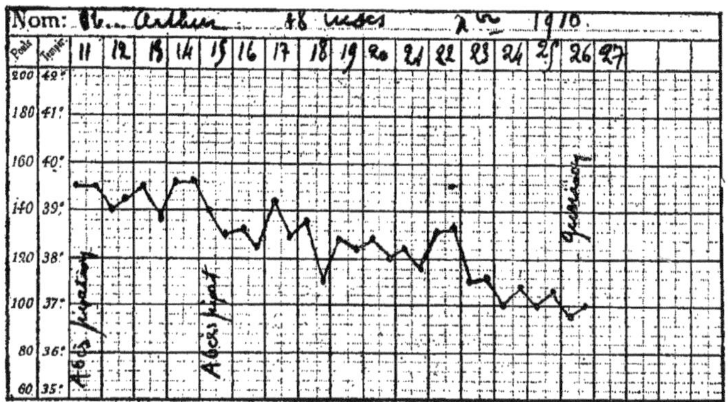

Deux abcès de fixation sont faits avec succès : au bout de
huit jours, chute de la température à 37°. Guérison.

OBSERVATION XXI.

(Publiée par le Dr Espenel, *Société des Sciences médicales de Lyon*, séance du 21 juin 1911).

C... (Marie), âgée de 5 mois, entre à la Charité le 29 décembre 1910, pour broncho-pneumonie gauche. Après le premier abcès, fait le 30, chute de la température : l'état,

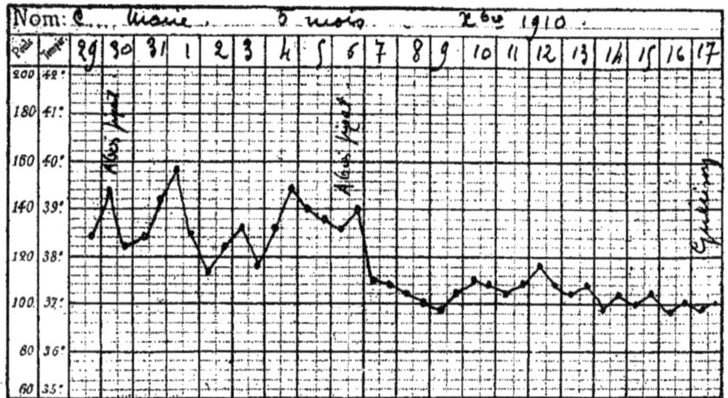

néanmoins, reste grave ; la température remonte aux environs de 39°.

Le 6 janvier, on fait un nouvel abcès suivi immédiatement d'une chute brusque de la courbe thermique.

Le 17, l'enfant est complètement guérie.

OBSERVATION XXII.

(Publiée par le Dr Espenel, à la *Société des Sciences
médicales de Lyon*, séance du 21 juin 1911).

C... Marius, 1 an 1/2, entre à la Charité le 12 décembre
1910, pour une broncho-pneumonie, suite de coqueluche.
Malgré les bains, la température s'élève quatre jours après

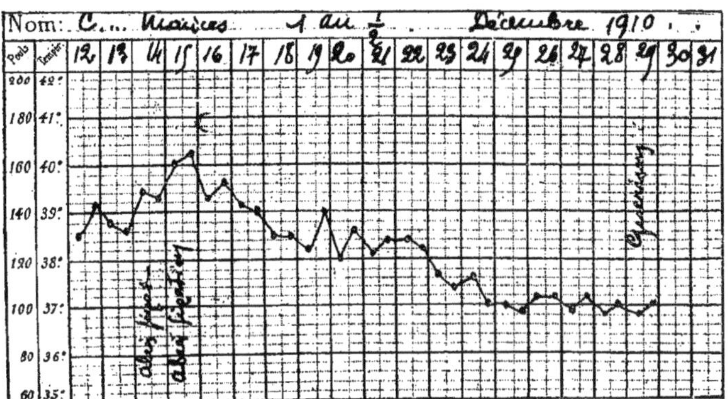

l'entrée, à 40°2. Un premier abcès de fixation, fait le 14, ne
semble pas modifier la courbe thermique.

Le lendemain, deuxième abcès produit chute de la température en lysis.

Le 25, la température est à la normale ; le 29, l'enfant
part à peu près guéri.

OBSERVATION XXIII.

(Présentée par M. le Dr Espenel, *Société des Sciences
médicales de Lyon*, séance du 21 juin 1911).

L... (Marie), 14 mois, entre à la Charité le 14 décembre

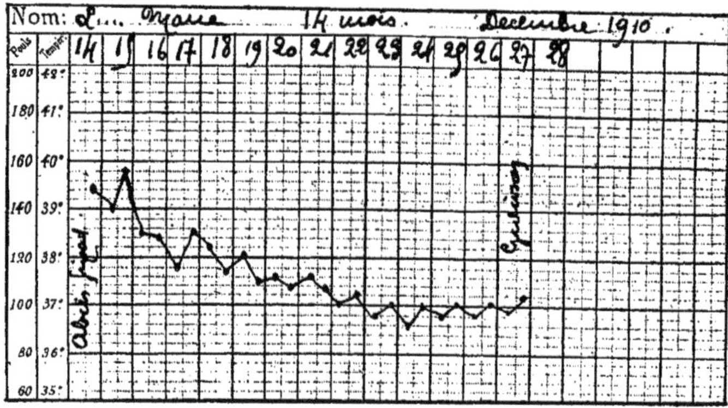

1911. Broncho-pneumonie. Dès l'arrivée, abcès de fixation.
Chute en lysis de la température. Guérison.

OBSERVATION XXIV.

(Présentée par M. le Dr Espenel, *Société des Sciences
médicales de Lyon*, séance du 21 juin 1911).

F... (Romulus), 14 mois, entre à la Charité le 18 janvier
1911, pour broncho-pneumonie double, avec prédominance
à gauche.

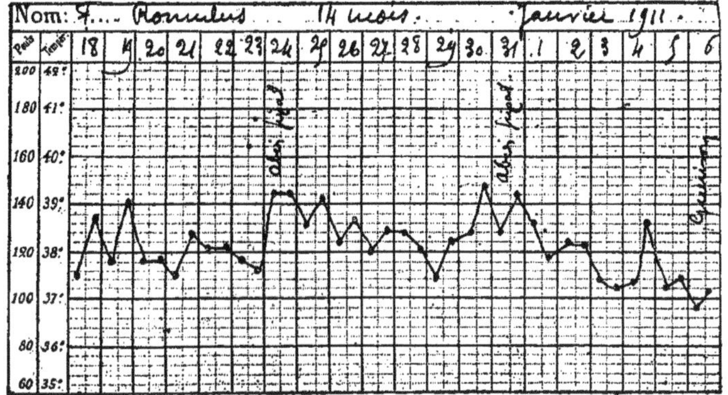

Etat grave : dyspnée, cyanose, respiration à type inverse,
toux moniliforme.

Un premier abcès fait le 24, produit une chute en lysis
de la courbe thermique : celle-ci remonte néanmoins au-
dessus de 39°. D'où indication d'un deuxième abcès fait le
31, qui améliore rapidement l'état du malade. Guérison.

OBSERVATION XXV.

(Présentée par M. le Dr Espenel, *Société des Sciences médicales de Lyon*, séance du 21 juin 1911).

S... Pierrette, 1 an 1/2, entre à la Charité le 24 janvier 1911, pour broncho-pneumonie double. Etat très grave, prostration, dyspnée très vive, asphyxie menaçante. Les bains sinapisés n'agissent pas sur la température, qui offre de grandes oscillations pendant quelques jours.

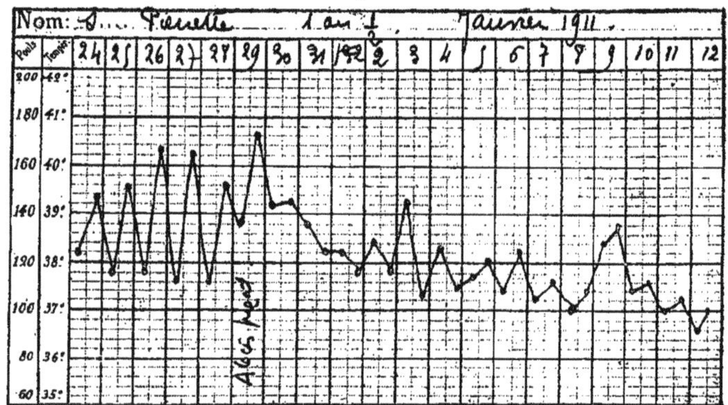

Le 29 au soir, la température atteint 40°6 : on fait un abcès de fixation. Chute rapide de la courbe thermique, amélioration de l'état général.

Le 12 février, l'enfant est complètement hors de danger.

OBSERVATION XXVI.

(Présentée par M. le Dr Espenel, *Société des Sciences médicales de Lyon*, séance du 21 juin 1911).

B... (Alphonsine), 1 an 1/2, entre à la Charité le 16 janvier 1911, pour broncho-pneumonie. Etat grave. Hyperthermie : la persistance de la fièvre, malgré les bains, est

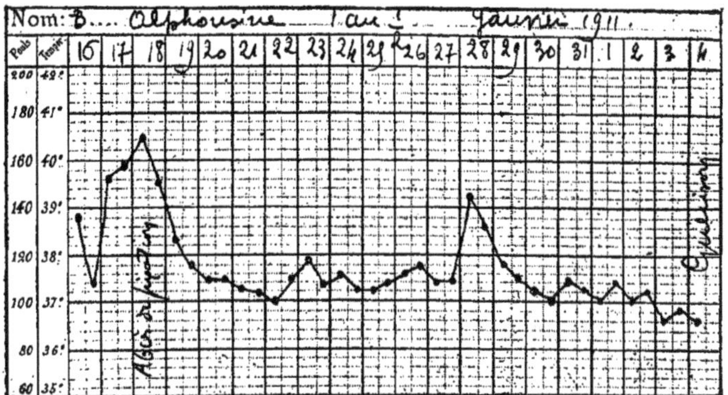

une indication d'un abcès de fixation. A la suite de ce dernier, chute rapide de la température qui, sauf une petite poussée quelques jours avant la fin, se maintient à la normale jusqu'à la sortie de l'enfant. Guérison.

OBSERVATION XXVII.

(Présentée par M. le Dr Espenel, *Société des Sciences
médicales de Lyon*, séance du 21 juin 1911).

Jean S..., 3 mois, entre à la Charité le 2 janvier 1911,
pour broncho-pneumonie gauche, localisée à la partie
moyenne du poumon en arrière. A ce niveau, on trouve
plusieurs foyers de râles sous-crépitants avec souffle. Abcès
de fixation.

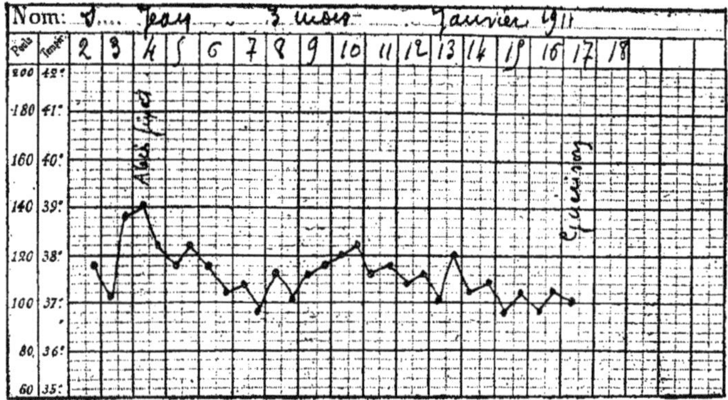

A la suite, amélioration rapide : Disparition des troubles
fonctionnels bien avant les signes physiques qui persistent encore, mais à un degré beaucoup moindre, au départ
de l'enfant.

OBSERVATION XXVIII.

(Présentée par M. le Dr Espenel, *Société des Sciences
médicales de Lyon,* séance du 21 juin 1911).

T... (Henri), 9 mois, entre à la Charité le 24 février 1911,
pour broncho-pneumonie. Etat grave. Battement des ailes
du nez. Cyanose des extrémités.

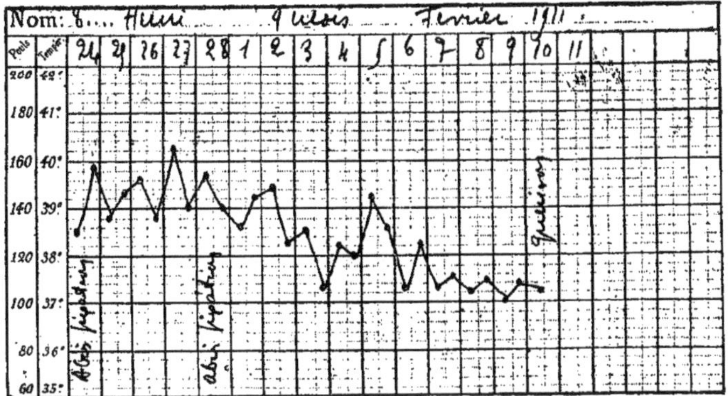

Deux abcès de fixation.
Guérison.

OBSERVATION XXIX.

(Présentée par M. le Dr Espenel, *Société des Sciences
médicales de Lyon,* séance du 21 juin 1911).

Gaston R..., 13 mois, entre à la Charité, salle Sainte-
Marguerite, n° 4, le 10 février 1911, pour bronchite diffuse.

A l'auscultation, nombreux ronchus et sibilances dans les deux poumons. Trois jours après l'entrée, la température s'élève à 39°5 ; en même temps, aggravation de l'état général, dyspnée devient plus vive, la respiration présente nettement le type inverse : battement des ailes du nez. — A ce moment, l'auscultation fait entendre du côté gauche de nombreux foyers de râles sous-crépitants avec souffle.

Un premier abcès de fixation est fait le 12 : la température, qui était le soir à 39°4, redescend le lendemain matin à la normale.

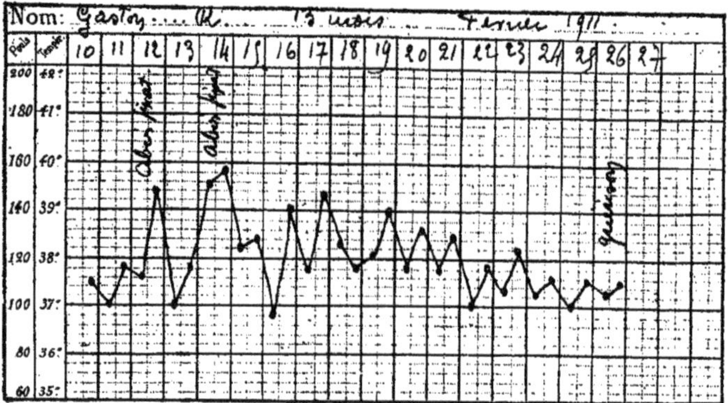

Cependant, malgré ce premier abcès, la température s'élève à nouveau : le thermomètre atteint 39°8 le 14 au soir. Un deuxième abcès est refait qui ramène aussitôt la température à 36°8.

L'état général s'améliore rapidement, la dyspnée va sans cesse en diminuant, la guérison est complète à la fin du mois.

OBSERVATION XXX.

(Présentée par M. le Dr Espenel, *Société des Sciences médicales de Lyon*, séance du 21 juin 1911).

O... (Fanie), 18 mois, en traitement salle Sainte-Renée, à la Charité, est atteinte de broncho-pneumonie droite. Tout

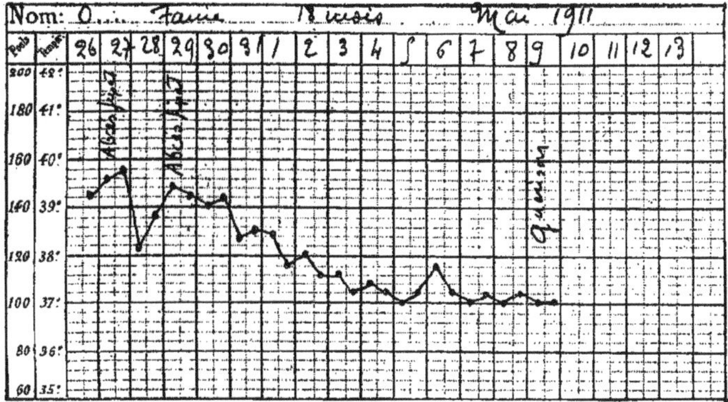

le cortège symptomatique habituel se trouve au complet. Deux abcès de fixation sont nécessaires pour obtenir une amélioration rapide de l'état général. Guérison.

OBSERVATION XXXI.

(Présentée par M. le Dr Espenel, *Société des Sciences médicales de Lyon*, séance du 21 juin 1911).

B... (Adolphe), 22 mois, entre salle Sainte-Marguerite, le 31 mai 1911, pour broncho-pneumonie gauche.

Etat général grave : dyspnée vive, respiration à type inverse. Un premier abcès de fixation, fait le 2 juin, produit une chute immédiate de la température. Celle-ci qui, le matin, était à 40°8, retombe le soir à 40°2, et le lendemain matin à 39°.

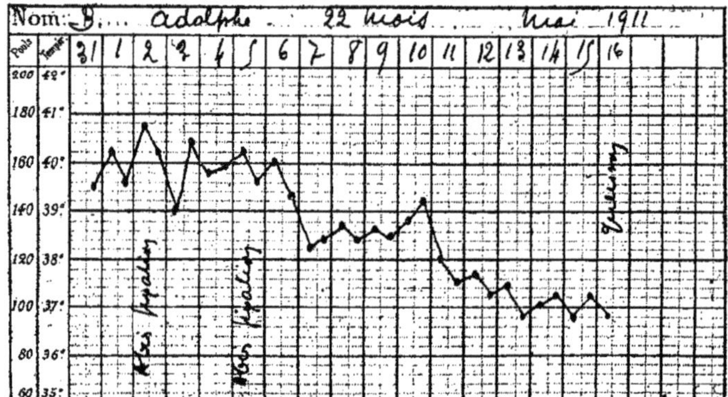

L'état général reste mauvais néanmoins : la température, du reste, remonte à 40° et au-dessus.

Un deuxième abcès, fait le 5 juin, produit cette fois-ci une chute notable de la température aux environs de 37°.

Après une nouvelle poussée thermique de courte durée, l'enfant part complètement guéri au milieu du mois de juin.

OBSERVATION XXXII.

(Présentée par M. le Dr Espenel, *Société des Sciences médicales de Lyon*, séance du 21 juin 1911).

F... (Clotilde), 5 ans, en traitement à la Charité, salle Sainte-Renée, n° 8, est atteinte de broncho-pneumonie gauche.

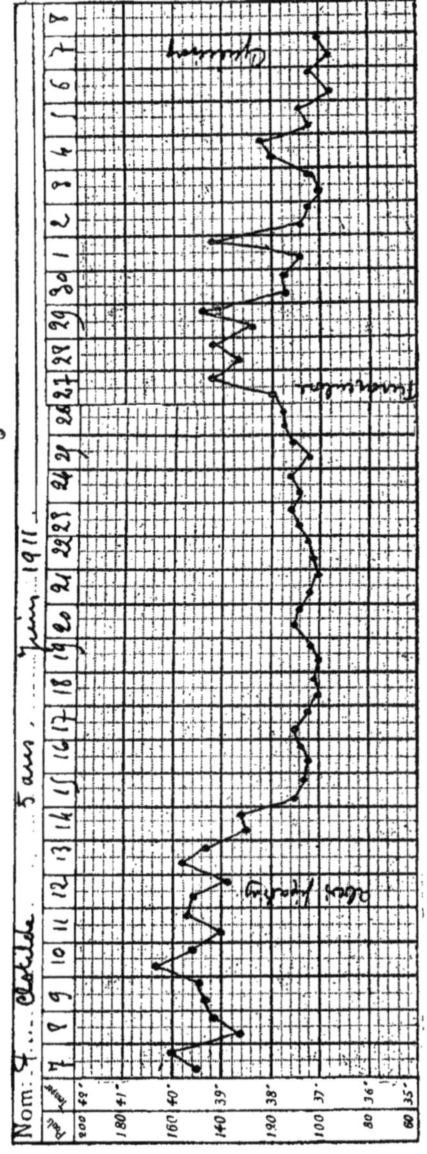

Un abcès de fixation, qui abaisse presque aussitôt la température, produit en même temps une amélioration rapide des symptômes fonctionnels.

L'enfant paraît guérie, quand survient une éruption de furoncles généralisée. Néanmoins tout rentre dans l'ordre ; la guérison est définitive le 7 juillet.

DEUXIÈME PARTIE

CHAPITRE PREMIER

Valeur thérapeutique de l'abcès de fixation.

Dans la première partie de notre thèse, nous avons montré la méthode à suivre pour provoquer des abcès sans crainte d'accidents de sphacèle ou de gangrène. Chez aucun des petits malades traités, ces complications ne se sont produites : nous sommes donc en droit d'affirmer qu'il n'y a aucun inconvénient à user de la méthode de Fochier chez les enfants au-dessous de 5 ans.

Dans cette deuxième partie, nous allons envisager la valeur thérapeutique proprement dite des abcès de fixation. Dès maintenant (la lecture de toutes nos observations le démontre suffisamment), nous pouvons affirmer que chez les enfants du premier âge, la méthode a une valeur thérapeutique incontestable.

Nous ne voulons pas prétendre, évidemment, que seuls les abcès de fixation puissent guérir une broncho-pneumonie.

Les méthodes classiques employées aujourd'hui conservent toujours leur réelle valeur.

Assurément, les bains sinapisés, comme l'énonce M. le professeur Weill, dans son *Précis de Médecine infantile*, « provoquent une révulsion considérable, une stimulation des centres respiratoires, une ampliation des mouvements de la respiration, le retour d'une toux active et de l'expectoration ».

De même l'absorption à doses massives d'oxygène, que préconise l'éminent professeur de Clinique infantile, donne de trop beaux résultats, pour que la méthode puisse être combattue et soupçonnée d'inefficacité. Mais comme le dit M. le professeur Weill : « le traitement par les inhalations d'oxygène comme remède systématique ne peut pas toujours être employé, surtout dans les milieux peu aisés ». Pourquoi alors, dans ces circonstances, le médecin n'essayerait-il pas l'abcès de fixation ? C'est simple à faire et peu coûteux.

L'entourage pourra s'opposer, à cause d'une sensiblerie incompréhensible, à l'emploi de cette méthode. Le médecin s'efforcera de triompher de cette résistance, en opposant aux petits ennuis de cette thérapeutique, les avantages incontestables que le malade pourra en retirer.

Nous pensons donc que la méthode de Fochier peut prendre place à côté des autres méthodes classiques : la balnéation et les inhalations à doses massives d'oxygène.

Chez tous les enfants, dont nous publions les observations, on ne s'est pas borné à l'abcès fixateur pour lutter contre l'infection. Dès l'entrée à l'hôpital, le diagnostic de broncho-pneumonie bien établi, les bains sinapisés ont été administrés 4 à 6 fois par jour systématiquement, dans le service du docteur Montagnòn. Les observations du docteur Espenel, à ce point de vue, sont un peu différentes. Pour bien mettre en évidence l'action certaine de l'abcès de fixation, M. Espenel s'est borné au strict minimum : un seul bain par jour.

L'oxygène a été également administré, mais pas du tout selon la méthode de M. le professeur Weill. L'oxygène, d'après lui, ne sert pas seulement « à combattre la dyspnée, l'angoisse, la cyanose, la somnolence, le collapsus cardiaque, les signes de surcharge carbonique du sang » ; il fait sentir son action bactéricide et va détruire jusque dans leurs repaires les microbes anaérobies.

Chez tous nos petits malades, on s'est contenté de temps en temps de faire absorber un ballon d'oxygène, lorsque la dyspnée était trop vive et l'asphyxie menaçante, dans le but unique de calmer leur angoisse en favorisant l'hématose.

On comprend donc aisément, qu'instituée de la sorte, cette médication n'aurait certainement pas abouti à la guérison. C'est, du reste, ce que montre d'une façon très claire presque tous nos tracés thermiques. La température reste élevée aux environs de 40° pendant les 4 ou 5 premiers jours, où l'on s'est borné aux bains sinapisés et aux inhalations d'oxygène en quantité insuffisante, disons-le bien. L'état général est grave, la dyspnée croissante avec type inverse de la respiration, battement des ailes du nez, cyanose des extrémités. Les signes physiques d'une broncho-pneumonie sont indubitables.

A ce moment, on fait un abcès de fixation : dès le soir même, la courbe de la température se modifie et s'abaisse de quelques dixièmes de degré, quelquefois d'un degré. Le lendemain, la chute de la température est encore plus manifeste : en quelques jours, elle revient à la normale.

Cette évolution, nous la retrouvons dans la plupart de nos observations. Dans tous ces cas, l'abcès s'est formé rapidement en 24, 48 heures ; la réaction locale s'est montrée intense. Après quelques jours, pendant lesquels le pus s'est collecté abondamment, l'incision a été faite et tout est rentré dans l'ordre.

Cet abaissement de la température doit être pris en considération. Le mécanisme qui préside à ce phénomène est loin d'être élucidé. Il est permis de penser que l'abcès de fixation, par la leucocytose intense qu'il provoque, détruit en même temps que les microbes leurs toxines hyperthermisantes. *Quel que soit le mode d'action, le fait est indéniable ; la fièvre tombe après chaque abcès fixateur.*

Cet heureux résultat ne se produit pas toujours dès le premier abcès provoqué : ce dernier fait osciller la courbe thermique qui baisse légèrement pour remonter à ce qu'elle était primitivement. Nous avons plusieurs observations de ce genre, où il fut nécessaire de pratiquer un deuxième abcès. Il est rare que celui-ci ne puisse pas triompher de la résistance microbienne et ne ramène à la normale la courbe de la température.

Cependant, dans trois cas signalés dans notre étude clinique, la fièvre n'a subi aucune influence par l'abcès fixateur : au lieu de baisser, la température s'est maintenue en plateau pour remonter au moment de la mort. Comme nous le verrons plus loin, il s'agit là de 3 cas de broncho-pneumonie tuberculeuse, où la méthode est absolument impuissante.

En même temps que la température s'abaisse, on note immédiatement une amélioration de l'état général. L'enfant est moins agité, son visage n'exprime plus la souffrance et l'angoisse des premiers jours. Il suffit de le regarder pour affirmer qu'un mieux notable s'est produit. La dyspnée a considérablement diminué, les ailes du nez ne battent plus, la cyanose des lèvres a disparu.

Cette amélioration des symptômes généraux et fonctionnels ne va pas avec une rétrocession rapide des signes physiques. Ceux-ci persistent encore longtemps : le souffle notamment est long à disparaître.

Cela ne doit étonner personne, les foyers broncho-pneumoniques mettent à se résorber le temps néces-saire aux leucocytes de balayer les résidus qui encom-brent bronches et alvéoles.

Ces résultats pourront surprendre les détracteurs de la méthode ; nous les avons exposés tels qu'ils se sont présentés en clinique.

Peut-être pourra-t-on croire qu'il ne s'agissait pas de broncho-pneumonies véritables, mais simplement de pneumonies qui, comme on le sait, sont relative-ment bénignes chez l'enfant.

Cette objection ne peut se soutenir en lisant atten-tivement nos observations : les troubles fonctionnels exposés sont suffisamment nets pour qu'il ne soit pas permis de douter. Nous n'avons pas voulu écrire de longues notes explicatives dans chacune de nos observations : dire par exemple si un foyer soufflant côtoyait un autre foyer avec râles etc. ; en un mot, nous étendre longuement sur les signes physiques. Nous avons pensé que les signes fonctionnels énoncés devaient suffire pour écarter toute espèce de doute dans l'esprit de nos lecteurs. Comme le dit d'ailleurs M. le professeur Weill, dont nous nous plaisons à reproduire ici les idées claires et concises : « Il faut se rappeler d'une façon générale que le syndrôme fonctionnel broncho-pneumonique : type inverse de la respiration, toux moniliforme, tirage, marche rémittente, évolue souvent avec des signes physiques peu marqués, et cependant l'autopsie révèle des lésions indubitables de broncho-pneumonie ».

CHAPITRE II

Valeur pronostique de l'abcès de fixation.

———

Chez l'adulte, chez l'infectée puerpérale notamment, si quelques auteurs se refusent à admettre l'action curative de l'abcès de fixation, ils ne peuvent s'empêcher du moins de reconnaître qu'il a une réelle valeur pronostique.

Lorsqu'au cours d'une infection puerpérale, après avoir injecté un cent. cube d'essence de térébenthine on constate que l'abcès se constitue rapidement avec une réaction locale intense, puis formation de pus bien collecté, on peut prévoir presque à coup sûr une terminaison heureuse. Si, au contraire, la suppuration ne se produit pas, c'est que l'organisme ne peut plus réagir, c'est que la puissance phagocytaire est épuisée, et alors le pronostic devient grave.

Pourquoi en serait-il autrement chez les enfants ? Les lois de pathologie générale ne s'appliquent-elles pas à eux aussi bien qu'aux adultes ? Si l'essence de thérébenthine agit en donnant un coup de fouet à la phagocytose, celle-ci ne manquera pas de se produire toutes les fois que l'organisme sera encore suffisamment résistant. Et la preuve de cette résistance sera donnée par la réaction locale qui se manifestera au niveau de l'injection de térébenthine.

Dans l'observation XVI, deux injections térébenthinées ont été faites sans succès, sans la moindre réaction inflammatoire. Le résultat ne s'est point fait attendre : l'enfant incapable de lutter contre l'infection microbienne est mort. Il s'agissait d'ailleurs d'une broncho-pneumonie tuberculeuse. Dans ce cas, le combat livré entre le microbe et le malade fut trop inégal ; toutes les réserves de l'organisme déjà débilité furent vite épuisées : l'abcès dans ces conditions ne pouvait pas se produire.

Les deux autres observations avec décès (voir obs. III et V) sembleraient démontrer que l'abcès de fixation n'a, au contraire, aucune valeur pronostique. A chacun de ces deux malades, on fit, à 8 jours d'intervalle, deux injections d'essence de térébenthine qui formèrent deux abcès bien collectés. Ceux-ci furent incisés en temps opportun, et cependant, malgré cette réaction inflammatoire indiscutable, les deux enfants sont morts.

Faut-il en conclure que l'abcès de fixation n'a aucune valeur pronostique ? Evidemment non. Ici intervient un autre facteur : c'est la température.

Toutes les fois qu'avec un abcès de fixation très net, la fièvre ne tombe pas dans les 2 ou 3 jours qui suivent l'injection térébenthinée, le pronostic est grave.

L'explication en est très simple. Le malade (et c'est le cas pour ceux des observations III et V) engage la lutte avec un ennemi trop dangereux. Au début du combat et sous l'influence de l'essence de térébenthine, il a suffisamment de vigueur pour résister, comme en témoigne la réaction inflammatoire au niveau de l'abcès. Mais les forces de l'ennemi vont en augmentant : le microbe déverse une plus grande quantité de toxines dans le sang ; la fièvre, qui a pu baisser quelque peu au moment de l'injection de térébenthine, remonte bientôt et se maintient élevée. On fait une 3e injection de térébenthine (voir obs. III) 3 jours avant la mort : cette fois aucune réaction inflammatoire n'apparaît au niveau de la piqûre ; l'organisme n'a plus de ressources, les forces du malade sont épuisées, il succombe sous l'action hyperthermisante des toxines microbiennes.

En résumé, dans les broncho-pneumonies chez l'enfant, comme dans les infections puerpérales ou les affections broncho-pulmonaires aiguës chez l'adulte, comme dans toute infection en un mot, l'abcès de fixation conserve toute sa valeur pronostique.

Si la réaction inflammatoire est intense, c'est que l'organisme se défend bien et peut opposer une résistance énergique à l'agresseur, le microbe. Dans ce cas, il sera permis de faire un pronostic favorable.

Si, par contre, aucune réaction inflammatoire n'a lieu au niveau de l'injection de térébenthine, si l'abcès ne se forme pas, on peut à coup sûr affirmer la victoire du microbe : l'organisme du malade est, en ce cas, vraiment impuissant ; privé d'énergie et de résistance, il ne peut réagir et finit par succomber dans la lutte.

CHAPITRE III

Valeur diagnostique de l'abcès
de fixation.

L'absence de réaction inflammatoire est donc d'un pronostic grave ; mais l'échec de la méthode peut avoir d'autres causes que la défaillance de l'organisme. C'est surtout dans les suppurations à streptocoques que la médication a de bons effets ; son impuissance peut donc, dans certains cas, avoir une valeur diagnostique. Telle est, du reste, l'opinion de M. Montagnon, à qui nous empruntons ces lignes publiées dans le *Lyon Médical* (n° du 4 décembre 1910).

« L'injection térébenthinée n'a pas seulement une action thérapeutique, mais encore une signification *diagnostique* et *pronostique*, comme l'ont constaté déjà MM. Pic et Bonnamour chez l'adulte.

En effet, si la suppuration ne se produit pas, c'est que l'organisme ne peut plus réagir, c'est que la puissance phagocytaire est épuisée, et alors pronostic grave ; il en est de même lorsque, dans les 2 ou 3 jours qui suivent, la température ne baisse pas. Sur quatre petits malades décédés chez lesquels, pendant la vie, j'ai constaté le phénomène, *trois fois* il s'agissait de broncho-pneumonie miliaire tuberculeuse vérifiée à la nécropsie ; de telle sorte, dans ces cas, l'abcès de fixation devenait *abcès diagnostic* et *abcès pronostic.*

Ces faits sont trop peu nombreux pour en tirer une conclusion absolue; cependant, il m'a paru intéressant de signaler cette coïncidence dont la constatation répétée pouvait apporter la lumière dans beaucoup de cas où le clinicien hésite à se prononcer sur la nature de l'affection.

Depuis que j'ai vérifié ces faits, toutes les fois que la température reste stationnaire après l'injection, je redoute la broncho-pneumonie *tuberculeuse.*

Sur ce point mes observations concordent parfaitement avec celles de MM. Pic et Bonnamour, de M. Arnozan (de Bordeaux), qui ont essayé les abcès de fixation dans quelques cas de tuberculose grave, avec des résultats nuls ou mauvais.

CHAPITRE IV

À quel moment convient-il de provoquer l'abcès ?

D'après tout ce que nous avons dit jusqu'ici sur l'abcès de fixation, notamment sur son innocuité et son action thérapeuthique, on conçoit qu'il puisse être employé systématiquement dans toute bronchopneumonie de l'enfance.

Dans le traitement de cette affection, il tient honorablement sa place à côté des autres médications, telles que la balnéation et les inhalations à doses massives d'oxygène.

Mais il est un moment précis où il convient de le provoquer. Pour en obtenir le meilleur effet possible, il faut éviter de l'employer dès le début de la maladie.

Si malgré les bains sinapisés, les inhalations d'oxygène, la température reste à un degré élevé, si la dyspnée ne cède pas dès le 3° ou 4° jour, il faut employé l'injection térébenthinée, c'est à ce moment qu'elle paraît produire l'effet maximum.

En effet, tout au début de l'infection, l'organisme a sa réaction de défense à son apogée; or, chercher à l'augmenter est illusoire, ou tout au moins inutile ; au contraire, si, comme on l'admet, l'injection térébenthinée agit en donnant un coup de fouet à la phagocytose, c'est à l'instant où elle fléchit que l'abcès de fixation viendra l'exciter pour lui donner une nouvelle impulsion.

Bien entendu, dans certains cas exceptionnels où, dès le début, la scène devient menaçante, il n'y a aucun inconvénient à user de ce moyen énergique, qui devient véritablement héroïque à la période avancée de l'affection, alors que la partie semble perdue.

CONCLUSIONS

I. — Il est faux d'admettre que les abcès de fixation sont contre-indiqués chez les enfants au-dessous de 5 ans. La méthode de Fochier leur est applicable sans aucun inconvénient, aussi bien que chez les adultes.

II. — Les accidents de gangrène et de sphacèle de la peau sont une rareté et ne doivent pas se produire si l'on a soin de suivre certaines règles et de prendre quelques précautions.

III. — Ainsi que le prétendait Fochier, la fixation des microbes au niveau de l'abcès térébenthiné existe réellement. Le foyer de suppuration est aussi un lieu important d'élimination pour les toxines. Son action est du reste complexe.

IV.— Dans le traitement de la broncho-pneumonie, les abcès de fixation chez les enfants du 1er âge ont une valeur thérapeutique certaine : leur action est aussi rapide et aussi efficace que chez les adultes, sinon plus.

V. — La valeur pronostique de l'abcès de fixation chez l'enfant est incontestable, comme elle l'est chez l'adulte.

a) Si la suppuration ne se produit pas au point où la térébenthine est injectée, le pronostic doit être réservé.

b) Même si un abcès se forme au point injecté, alors que la température ne baisse pas et a tendance, au contraire, à s'élever, le pronostic est également mauvais.

c) Si enfin, l'abcès se collecte nettement et que la température s'abaisse aussitôt, on peut espérer une terminaison heureuse.

VI. — Toutes les fois qu'après l'injection de térébenthine la température reste stationnaire, il faut redouter la broncho-pneumonie tuberculeuse.

BIBLIOGRAPHIE

Arnozan. — Abcès de fixation *(Journal de Médecine de Bordeaux*, 1901).

Bard. — Sur un cas de pneumonie traité par la méthode des abcès de fixation *(Lyon Médical,* 17 avril 1892).

Branthome. — Abcès de fixation dans la pneumonie *(Revue de Médecine,* 1896).

Cadéac et Meunier. — Action antiseptique des essences *(Ann. de l'Institut Pasteur,* 1899).

Mlle Campana et Codet-Boisse. — Abcès de fixation chez les enfants *(Semaine Médicale,* 1904).

Carles. — Des abcès de fixation (Thèse de Bordeaux, 1902-03).— Les abcès de fixation dans les maladies infectieuses *(Revue générale* dans *Progrès Médical,* 20 mai 1911).

Cellarier. — Les abcès de fixation chez les enfants (Thèse de Bordeaux, 190..).

Chantemesse et Maire. — *B. de Soc. Méd. des Hôpitaux de Paris,* 1892.

Coste. — Des abcès de fixation dans le traitement des varioles graves (Thèse Montpellier, 1904).

Detscheff. — Valeur thérap. de l'abcès de fixation dans les maladies broncho-pulmonaires aiguës (Th. Lyon, 1909).

Durot. — Traitement de la pneumonie et de la broncho-pneumonie par les abcès de fixation (Thèse de Lille, 1907).

DÉCHAUX. — Contribution à l'étude du traitement des broncho-pneumonies graves par les abcès de fixation (Thèse de Montpellier, 1907).

ESPENEL. — Communication faite sur quelques observations de broncho-pneumonies infantiles traitées avec succès par les abcès de fixation (Société des Sciences Médicales de Lyon, séance du 21 juin 1911).

FABRE. — Traitement prophylactique et curatif de l'infection puerpérale à streptocoques par l'essence de térébenthine (*Lyon Médical,* 1905. *Obstétrique,* 1908).

FOCHIER. — Traitement des infections pyogènes généralisées (*Lyon Médical,* 1891. *Bull. de l'Académie de Méd.,* 1891. *Lyon Médical,* 1892. *Lyon Médical,* 1892. *Bul. de l'Académie de Méd.,* 1892, p. 159).

— Communication à la Société Obstétricale de France (In *Semaine Médicale,* 1892, p. 164).

ISIDORA PUJADOR Y FAURA. — XII° Congrès international de Médecine de Moscou, 1897.

LÉPINE. — Sur une nouvelle méthode de traitement de la pneumonie en imminence de suppuration (*Semaine Médicale,* 1892, p. 77).

MONTAGNON. — L'abcès de fixation dans le traitement de la broncho-pneumonie des enfants du premier âge (*Lyon Médical,* 1910).

MOSSE. — Du traitement de la pneumonie par les injections d'essence de térébenthine (*Midi Médical,* 1892).

PIC et BONNAMOUR. — L'abcès de fixation dans le traitement des maladies broncho-pulmonaires aiguës (*Lyon Médical,* 1910).

REVILLIOD. — *Revue Médicale de la Suisse Romande,* 1892.

LA TORRE. — Il mecanismo d'azione degli ascessi di fissazione, Roma, 1904.

TRIFON. — Thèse de Lyon, 1899-1900.

VOITURIER. — Etude clinique des abcès de fixation dans l'infection puerpérale (Thèse de Lyon, 1908-09).

TABLE DES MATIÈRES

TRÉVOUX. — IMPRIMERIE J. JEANNIN.

www.ingramcontent.com/pod-product-compliance
Ingram Content Group UK Ltd.
Pitfield, Milton Keynes, MK11 3LW, UK
UKHW022340070726
13614UKWH00003B/1105